全国中医药行业高等教育“十四五”创新教材

浙江省普通本科高校“十四五”重点立项建设教材

浙江中医药大学中医药实践类创新系列教材

总主编　王　琦　温成平

走进医学类大学生竞赛

（供临床医学、中医学、中西医临床医学、儿科学、护理学等专业用）

主编　刘英超

全国百佳图书出版单位
中国中医药出版社
·北　京·

图书在版编目（CIP）数据

走进医学类大学生竞赛 / 刘英超主编. -- 北京 : 中国中医药出版社, 2025.2. --（全国中医药行业高等教育“十四五”创新教材）.
ISBN 978-7-5132-9269-6

Ⅰ. R4

中国国家版本馆 CIP 数据核字第 2025WA7543 号

中国中医药出版社出版
北京经济技术开发区科创十三街 31 号院二区 8 号楼
邮政编码 100176
传真 010-64405721
北京盛通印刷股份有限公司印刷
各地新华书店经销

开本 787×1092 1/16 印张 13 字数 308 千字
2025 年 2 月第 1 版 2025 年 2 月第 1 次印刷
书号 ISBN 978－7－5132－9269－6

定价 68.00 元
网址 www.cptcm.com

服务热线 010-64405510
购书热线 010-89535836
维权打假 010-64405753

微信服务号 zgzyycbs
微商城网址 https://kdt.im/LIdUGr
官方微博 http://e.weibo.com/cptcm
天猫旗舰店网址 https://zgzyycbs.tmall.com

如有印装质量问题请与本社出版部联系（010-64405510）

全国中医药行业高等教育“十四五”创新教材
浙江省普通本科高校“十四五”重点立项建设教材
浙江中医药大学中医药实践类创新系列教材

编写委员会

总 主 编

王　琦（北京中医药大学）
温成平（浙江中医药大学）

副总主编（以姓氏笔画为序）

丁　霞（北京中医药大学）
刘中秋（广州中医药大学）
刘英超（浙江中医药大学）
张学智（北京大学）
张俊华（天津中医药大学）
陈家旭（北京中医药大学）
季旭明（浙江中医药大学）
周岳君（浙江中医药大学）
赵　霞（南京中医药大学）
陶　静（福建中医药大学）
舒　静（上海中医药大学）
曾　芳（成都中医药大学）
谢书铭（浙江中医药大学）
谢志军（浙江中医药大学）

编　　委（以姓氏笔画为序）

于华芸（山东中医药大学）

万生芳（甘肃中医药大学）
马小琴（浙江中医药大学）
王　媛（山东中医药大学）
毛盈颖（浙江中医药大学）
艾卫平（江西中医药大学）
吕翔燕（浙江中医药大学附属第二医院）
朱渊红（浙江中医药大学附属第一医院）
刘文兵（浙江中医药大学附属第三医院）
刘有恃（浙江大学医学院）
刘晓谷（浙江中医药大学）
江向红（浙江中医药大学附属第二医院）
许朝霞（上海中医药大学）
孙东东（南京中医药大学）
李怡芳（暨南大学）
余成浩（成都中医药大学）
宋　红（浙江中医药大学）
陈　华（浙江中医药大学附属第二医院）
陈　翔（浙江中医药大学附属第二医院）
陈少东（厦门大学）
郑沂欣（浙江中医药大学）
莫达瑜（浙江中医药大学附属第二医院）
倪海滨（浙江中医药大学）
徐　征（南京中医药大学）
韩晓春（山东中医药大学）
韩德雄（浙江中医药大学附属第三医院）
程　远（杭州市第一人民医院）
颜美艳（杭州医学院）

全国中医药行业高等教育“十四五”创新教材
浙江省普通本科高校“十四五”重点立项建设教材
浙江中医药大学中医药实践类创新系列教材

《走进医学类大学生竞赛》编委会

主　　编　刘英超

副 主 编　莫达瑜　陈　翔　陈　华　刘有恃　江向红
吕翔燕

编　　委（以姓氏笔画为序）

马红梅（浙江中医药大学附属第二医院）
叶柏春（浙江中医药大学附属第二医院）
吕翔燕（浙江中医药大学附属第二医院）
朱　萍（浙江中医药大学附属第二医院）
朱美飞（浙江中医药大学附属第一医院）
刘有恃（浙江大学医学院）
刘英超（浙江中医药大学附属第二医院）
刘佳俐（浙江中医药大学附属第二医院）
江延姣（浙江中医药大学附属第二医院）
江向红（浙江中医药大学附属第二医院）
李　萍（浙江中医药大学附属第二医院）
李敏静（浙江中医药大学附属第二医院）
李瑞兰（浙江中医药大学附属第二医院）

连建安（浙江中医药大学附属第二医院）
汪　鑫（浙江中医药大学附属第二医院）
沈宇平（浙江中医药大学附属第二医院）
张建成（浙江中医药大学附属第二医院）
陈　华（浙江中医药大学附属第二医院）
陈　翔（浙江中医药大学附属第二医院）
邵　毓（浙江中医药大学附属第二医院）
周冰之（浙江中医药大学附属第二医院）
周晶晶（浙江中医药大学）
赵滋苗（浙江中医药大学附属第二医院）
莫达瑜（浙江中医药大学附属第二医院）
徐　缨（浙江中医药大学）
凌剑蓉（浙江中医药大学附属第二医院）
黄　钦（浙江中医药大学附属第一医院）
章风霜（浙江中医药大学附属第二医院）
董黎强（浙江中医药大学附属第二医院）

编写秘书

朱鑫超（浙江中医药大学）

总 序

浙江中医药大学主编的中医药实践类创新系列教材是浙江省“十四五”首批重点教材，也是全国中医药行业高等教育“十四五”创新教材。浙江中医药大学在新医科建设背景下，紧密结合新一轮科技革命和产业革命，适应生命科学变革前沿，契合健康中国战略建设需求，全力打造中医药学特色鲜明的实践教学体系，通过系列中医药实践教学，构建医药贯通、医工融合、医理结合的多学科交叉融合与互相支撑的中医药学教育教学新模式。培养能够运用多学科交叉知识，具有较强的实践创新能力和科学研究能力，解决未来中医药领域前沿问题的高层次中医药拔尖创新人才。

浙江中医药大学主编的实践类创新系列教材包括《中医临床诊疗技能实训》《中医四诊实训教程》《中医科研设计与方法》《中医药综合科研训练教程》《中医药创新创业教程》《走进医学类大学生竞赛》共六本，主要用于“新医科”医学教育背景下的浙江中医药大学拔尖创新人才培养。编写本套教材的目的是培养中医药学本科生实践创新能力和多学科交叉研究能力，以及严密的中医药科研思维和中医临床能力。本套教材适用于中医学、中西医临床医学和中药学专业长学制本科学生，为本科阶段开展中医药科研训练、临床训练和创新创业及参加竞赛提供高质量理论支持，以便更好衔接中医药学生研究生阶段的学习。

《中医临床诊疗技能实训》和《中医四诊实训教程》是为螺旋式中医临床训练课程而定制的教材。《中医临床诊疗技能实训》系统详细介绍了中医针灸、中医推拿、中医骨伤等颇具特色的中医操作技能，并配有丰富的图片和视频链接，力求中西医结合，融会贯通，服务临床；《中医四诊实训教程》与《中医诊断学》相辅相成、相得益彰，其特点是实践性强，技能要求比较高，既从实践角度强化学生对基础理论知识的学习、规范中医诊法技能操作，又从研究角度拓展学生对中医四诊客观化研究的认识和实际应用。这两本教材以训促教、以练促能，旨在强化训练学生的临床实践能力。

《中医科研设计与方法》和《中医药综合科研训练教程》是为递进式科研训练课程而定制的教材，面向中医学、中药学、中西医临床医学专业拔尖创新人才培养而设。《中医科研设计与方法》用于大三学生科研选题课程，通过多学科交叉培养科研能力，突出科研思路、中医科研实际案例的应用场景，有利于培养学生的科学精神和创新意识；培养能够胜任中医科研工作及原创性研究的高层次和高素质人才，可有效衔接研究生阶段的教育。《中医药综合科研训练教程》用于大一学生的新生研讨课，综合性科研案例是本书重点论述内容，同时融合课程思政，体现以案为训，以训促教的特点，培养学生科学思辨能力和综合性实验能力。

《中医药创新创业教程》和《走进医学类大学生竞赛》作为通识类课程，可贯穿应用于本科阶段。《中医药创新创业教程》作为创新创业课程，为培养在校大学生的创新创业能力而设，培养过程聚焦于实践教学，涵盖了创业实践的规划、流程、方向以及商业计划书的撰写和路演要点等主题，以创促练，以创促教，结合慕课和虚拟仿真实验课程使得本教材结构更加合理、体系更加完整；《走进医学类大学生竞赛》教材通过“为什么参赛”“能参加什么竞赛”“如何进行竞赛准备”等问题，例举了各类专业类和综合类学科竞赛参赛学生和指导老师的实战案例，模拟学科竞赛参赛全过程，以赛促教，引导本科学生强化多种能力培养。

浙江中医药大学主编的本套教材突破传统教学模式，采用翻转课堂、基于问题的教学模式、综合性科研设计等新的教学理念和方法，积极开展本科生临床技能训练、科研案例训练和竞赛活动，以学生科学研究能力、临床实践能力和创新创业能力培养为目标，由教师引领，以学生成长为中心，以学生自主学习为主体，以案为训、以训促教、以创促练、以赛促练、以练促能的递进式螺旋式实践教学，培养学生严谨的科学思维，提升科学素养，提高个性化临床实操及思辨能力，可有效提升学生的中医药科研训练、临床训练和创新创业能力，提高学校课程建设和专业建设水平，助力浙江中医药大学拔尖创新人才培养。

中国工程院院士
国医大师 王琦

编写说明

《走进医学类大学生竞赛》是适用于临床医学、中医学、中西医临床医学、儿科学、护理学等医学相关专业的教材。其对应的课程是诊断学、内科学、外科学等临床技能相关课程，该教材的出版对进一步了解医学类竞赛要求以及竞赛的训练具有重要的指导意义。

本教材基于浙江中医药大学对医学类竞赛多年的研究，结合编委会专家多年丰富的参、办赛经验编写而成。全书总计六章。第一章为大学生医学技术技能竞赛的概况，重点介绍了大学生医学技术技能竞赛的起源、发展与现状，旨在让学生了解各级别大学生医学技术技能竞赛的特点及要求；第二章为大学生医学技术技能竞赛的组成，着重分析了历届竞赛的组织形式、命题方式；第三章为多学科交叉的学科竞赛，介绍了“挑战杯”和“互联网+”创新创业竞赛的概念、起源、发展、赛制，以及实际的案例分析等；第四章为大学生医学技术技能大赛参赛准备，以浙江省赛为例，介绍省赛、区域赛、国赛的流程步骤，参赛准备过程中的重点难点，比较省赛、区域赛、国赛参赛准备工作的差异；第五章为历年省赛、区域赛、国赛的竞赛情况，着重介绍了各级赛事的竞赛形式及竞赛内容；第六章为竞赛示例，从实际案例出发，重点介绍了各竞赛的核心技能考核要点。本教材基于编委会专家多年的竞赛教学研究，以真实的赛事案例为基础，以期为参赛的教师与学生提供备赛切实可行的参考。其中，竞赛示例是本书重点论述内容，本教材充分体现了以赛促训、以赛促练的特点。

编写过程中，我们力求将各类竞赛的基本知识与实践充分结合，注意知识的循序渐进，讲好各类竞赛的要求与差异，突出备赛过程的重点与难点。本书实例充分、实用性强，既适合竞赛教师辅导学生备赛使用，也适合参加竞赛的学生自学。

本书涉及内容广泛，书中难免有遗漏与不妥之处，为进一步提高本教材的质量，希望各院校教师提出宝贵意见，以便修订完善。

《走进医学类大学生竞赛》编委会

2025年1月

目录

第一章

大学生医学技术技能竞赛的概况

【学习目标】

知识目标

1. 正确认识中国大学生医学技术技能竞赛的起源、发展与现状，能够理解中国大学生医学技术技能竞赛的重要性。

2. 知道各级别中国大学生医学技术技能竞赛的特点，能够理解不同级别竞赛的要求。

能力目标

1. 理解中国大学生医学技术技能竞赛的意义，知道其未来发展的趋势与参赛的必要准备。

2. 总结全国高等医学院校大学生临床技能竞赛考点范围的变化，为参加技能竞赛做好相应准备。

第一节　竞赛的发展历史

一、大学生医学技术技能竞赛的概念

中国大学生医学技术技能竞赛，又称全国大学生医学技术技能竞赛，是由教育部组织实施的医学学科领域的国家级、全国性学科竞赛，其代表着我国高校临床教学最先进的水平，以赛促学、以赛促教、以赛促改，全面提升医学人才培养质量。本节主要以中国大学生医学技术技能大赛的发展为例，阐述中国大学生医学竞赛的发展历程和改革措施。

中国大学生医学技术技能竞赛的目标定位是：服务大健康大卫生，坚持医德医术并重、中医西医并举、医疗护理融通、医工文理结合的理念，打造一场独具

中国特色的高端医学教育赛事，建设一项推动中国医学实践教学改革的精品工程，选拔一批服务人民健康新需求的顶尖医学后备人才。

二、历年竞赛的沿革

大学生医学技术技能竞赛自2010年开赛以来，始终秉持培育尚德精术医学人才的初心，赛事的规模、质量及影响力与日俱增，参赛院校由首届的19所发展到目前的210余所，直接参赛学生从最初的100余人到现在的近9000人。第一届至第三届竞赛的考点范围处于扩增期。在竞赛初始阶段，第一届竞赛试点的巨大成功，拓展了更多的考核项目。随着国际与国内医学教育发展，综合临床能力的培养成为临床医学教育教学中的一个重要部分，竞赛不再局限于单纯的操作技能考核，而更加强调对技能、知识、态度并重的考核，全面评价医学生的临床能力，旨在更好地引导“以能力为导向”的考核模式，从而影响我国的医学教育改革。

随着考点范围的变化，竞赛的命题模式也在逐步发生着变化。总决赛的赛题有三种类型：Ⅰ类题，通过简易训练模型，对单项操作性技能进行评价；Ⅱ类题，通过标准化病人或简单训练模型结合短病例，对操作技能、临床思维、沟通交流、职业素养等若干项能力的考核；Ⅲ类题，利用标准化病人和高仿真模拟人，结合长病例，对学生的综合能力进行评价。

自第四届赛事以来，竞赛从单一的临床技能操作评估转变为临床综合处置能力的考核，通过模拟实际临床情境，评价学生的临床综合能力和团队协作能力。自第四届全国高等医学院校大学生临床技能竞赛起，诸如导尿、静脉采血等单纯考查操作能力的基本操作类题目几乎不再出现，而是将之融入综合性病例抢救中，或以考查学生的临床思维和应变能力为评估重点。

第十届中国大学生医学技术技能大赛是为全面贯彻全国教育大会、全国卫生与健康大会及全国中医药大会精神，落实《国务院办公厅关于加快医学教育创新发展的指导意见》要求，深入推进医学教育综合改革，创新医学实践教学体系，打造高水平临床教师队伍，全面提升医学生综合素质和技术技能水平而举办的技能大赛。

如今，竞赛考核方向的选择发挥着“指挥棒”的作用，我们要正确认识临床医学本科教育的内涵与实质，注重命题的规范性和科学性，使竞赛的命题范围既能“考查综合能力”，又能“回归三基”，进而持续助力我国医学教育教学改革。

第二节　竞赛的现状分析

随着国际与国内医学教育的发展，综合临床能力的培养已经成为临床医学教育教学中的一个重要部分。竞赛不再局限于单纯的操作技能考核，而是更加强调对技能、知识、态度并重的考核，旨在全面评价医学生的临床能力，并更好地引导“以能力为导向”的考核模式。第四届至第八届竞赛的成功举办，得到了广大医学院校师生的认可，取得了显著成效，逐步成为我国医学教育界参与范围非常广泛的一项大型活动。在获得成绩的同时，竞赛也逐渐显现出一些值得关注的问题，以“专科化”尤为突出。竞赛针对的是实习阶段的本科生，但在近些年赛题中，不乏出现呼吸机使用、眼角膜缝合、腹腔镜下缝合、深静脉置管等专科性质强的题目，该类赛题明显超出了实习生的实际能力范围，导致院校在培训时过早地将住院医师甚至专科医师培养阶段的操作内容提前至本科阶段进行培训，从而忽略了本科阶段最为核心的基本理论、基础知识、基本技能的培养，脱离了本科临床医学教育的初衷。

在这样的背景下，如何引导竞赛回归“三基”成为竞赛发展的重要议题。从第四届开始，中心逐步对考点范围进行规范，以第六届和第八届为最。一方面，删除了部分专科性质过强的考点，如输卵管通畅检查技术、阴道镜检查技术、心包穿刺术、静脉切开技术、拔甲术、小儿急性中毒、鼻瘘、耳瘘、声嘶的处理、皮肤病的微波治疗、红外线、紫外线治疗等；另一方面，对部分考点尤其是眼科学、耳鼻咽喉头颈外科学、皮肤性病学、麻醉学的考点内容等进行了大幅缩减，比如“常用麻醉技术及麻醉的监测与管理”缩减为“麻醉术中常规监测（心电图、无创血压、血氧饱和度、呼气末二氧化碳、体温）”，“耳科急症的处理技术及相关知识”缩减为“耳道异物的处理技术及相关知识”，“性病的检查、判读及相关知识”缩减为“淋球菌、尖锐湿疣人类乳头状瘤病毒的检查及相关知识”等，从而更加突出了对医学生在临床实习阶段的基本知识、基础理论和基本技能的考核，这也将是竞赛在未来的主要发展方向。

透过考点范围的变迁，可以看到全国大学生临床技能竞赛的发展脉络。考点范围是竞赛的指挥棒，决定着承办院校的命题方向和诸多参赛院校师生的培训方向，具有重要的意义，在一定程度上，也影响着许多学校实践教学体系的变革。因此，需要更好地发挥“指挥棒”的作用，正确认识临床医学本科教育的内涵与实质，注重命题的规范性和科学性，使竞赛的命题范围既能“考察综合能力”，又能“回归三基”，从而持续助力我国医学教育教学改革。

一、竞赛目的与意义

大学生医学技术技能竞赛的目的是推动医学技术的学习和普及，培养医学生的创新能力和综合素质。通过竞赛，可以提高学生运用医学技术的实践能力，增强他们的创新意识和团队协作能力，为未来的医学研究和临床实践打下坚实基础。同时，竞赛还有助于提高学校的学科建设和教学质量，提升医学技术专业的整体水平。

二、竞赛参与情况

大学生医学技术技能竞赛的参与情况呈现出逐年上升的趋势。越来越多的学校和团队开始重视技能竞赛，将其作为展示医学技术实力和培养人才的重要平台。在政策方面，政府和相关部门也给予了大力支持，积极推动技能竞赛的开展和普及。对于学生而言，技能竞赛不仅提供了宝贵的实践经验和展示机会，还帮助他们提高了医学技术应用能力和就业竞争力。

三、竞赛内容与形式

大学生医学技术技能竞赛的内容和形式多种多样，主要包括比赛科目、参赛要求、比赛流程、评分标准等方面。比赛科目涵盖了医学技术的多个领域，如临床技能、护理技能、药学技能等；参赛要求主要涉及学生的专业知识、实践能力和团队协作等方面；比赛流程一般采用初赛、复赛和决赛的选拔方式；评分标准则根据比赛科目的特点制定，注重学生的实际操作能力和创新思维。

四、竞赛对大学生技能提升的作用

大学生医学技术技能竞赛对大学生技能提升具有重要作用。首先，竞赛可以促进学生对医学技术的深入学习和实践，提高他们的专业素养和操作技能；其次，竞赛可以培养学生的创新意识和独立思考能力，激发他们的学习兴趣和动力；最后，竞赛还可以帮助学生提高团队协作能力和沟通技巧，增强他们的综合素质。

五、竞赛的挑战与对策

大学生医学技术技能竞赛在发展中也面临着一系列的挑战和问题。首先，参赛队伍的质量参差不齐，部分学生可能缺乏必要的实践经验和技能；其次，比赛环节的安排和评判标准需要进一步规范和透明，以避免不公平现象的发生；最后，技能竞赛还需要更多的社会关注和支持，以提升其在医学教育和社会发展中的地位和影响力。为了应对这些挑战和问题，我们可以采取以下对策：一是加强对参赛队伍的培训和选拔，确保参赛学生的医学技术水平和综合素质能够得到提高；二是建立完善的比赛环节管理和评判机制，保证比赛的公平、公正和公开；三是加大技能竞赛的宣传和推广力度，提高社会对技能竞赛的关注度和认可度。

六、竞赛对医学技术发展的贡献

大学生医学技术技能竞赛对医学技术发展具有重要的贡献和意义。首先，竞赛可以推动医学技术的创新和普及，为新技术和新方法的推广和应用提供了平台；其次，竞赛可以提高学生的专业素养和综合能力，为未来的医学研究和临床实践提供了更多优秀的人才；最后，竞赛还可以促进校际之间的交流与合作，推动了医学教育的国际化和现代化进程。

七、竞赛在国内外的影响及趋势

大学生医学技术技能竞赛在国内外都产生了广泛的影响和趋势。在国内，技能竞赛已经成为医学教育领域的重要品牌活动之一，各高校积极参与并取得了优异成绩；同时，技能竞赛还推动了各地区医学教育的交流与合作，促进了教育资源的共享和优势互补。在国际上，技能竞赛也在不断增加，为推动全球医学技术的创新和发展发挥了积极作用。技能竞赛已经成为医学教育的重要环节之一。

总体上来讲，竞赛获得了很大的成功，初步实现了推广教学理念，引导教育教学改革，促进师资发展的目的，得到了师生的广泛认可。然而，竞赛在命题方面与组织方面仍存在较大的改进空间。未来，建议依托竞赛平台建立各学科的专家委员会，通过专家组的集体智慧对竞赛的范围、试题命制、审核及评价进行更科学和有效的指导和监控，这样将会更加有利于引导竞赛回归本科临床医学教育教学的目标，推动竞赛的健康发展，提升其科学性和规范性。

第三节　竞赛的未来发展趋势分析

"临床技能竞赛"作为国内规模最大、水平最高、影响颇深的临床医学专项赛事之一，自首届成功举办后，已扩大至118所院校参与，分别在每年4月和5月展开分区赛和全国赛。竞赛科目涉及内、外、妇、儿、传、护、眼、耳、皮等，竞赛内容涉及临床理论、技能操作、临床思维、人文素养、沟通技巧、团队合作等，竞赛形式涉及标准化病人（standardized patient，SP）、模型、动物组织、辅助设备等。全国各医学院校通过参加和承办"临床技能竞赛"，不仅在全国取得优异的竞赛成绩，更赢得了广泛认可，持续提高了大学及医院的临床教学能力，构建了科学化、规范化、标准化的临床技能培训体系，有力推动了临床实践教学和人才培养模式的改革，从而培养出更多具有国际竞争力的、全面发展的高素质临床医学人才，实现临床实践教学的可持续发展。

一、技能竞赛的影响力

大学生医学技术技能竞赛对参赛学生、学校和社会都具有重要影响。首先，技能竞赛能够提高学生的技术水平，增强他们的实践能力，为未来的职业发展打下坚实基础。其次，技能竞赛能够提升学校的知名度，吸引更多的优秀生源，同时促进学校在教育方面的改革和创新。最后，技能竞赛还能够推动医学技术的普及和应用，提高社会整体的医疗水平。未来，技能竞赛的影响力将进一步扩大，成为医学教育领域中不可或缺的一部分。

二、技能竞赛的国际化

随着全球化的不断深入，技能竞赛的国际化趋势日益明显。这一趋势促进了国家间的学术交流，拓宽了学生的视野，提高他们在国际环境下的竞争力。然而，国际化也带来了挑战，如跨国比赛的标准统一、评判标准的差异等问题。为了应对这些挑战，未来的技能竞赛需要加强国际合作，建立统一的比赛标准和评判体系，从而实现真正的国际化。

三、技能竞赛的规范化

技能竞赛的规范化是保证比赛公平、公正的基础。未来，技能竞赛将越来越规范化，包括比赛流程、比赛标准、评判标准、监管机制等方面。同时，技能竞赛也需要适应时代的需求，不断更新比赛项目和内容，确保比赛能够真正检验出学生的实际技能水平。规范化将为技能竞赛的健康发展提供有力保障，同时也需要我们不断探索和完善。

四、技能竞赛的普及化

技能竞赛的普及化趋势主要体现在参赛资格的放宽、比赛流程的优化以及培训方式的多样化等方面。未来，技能竞赛将更加注重普及医学技术知识，提高全社会医学技术水平。此外，技能竞赛还将通过线上线下的形式，为更多的人提供参与的机会，让更多的人感受医学技术的魅力。这一趋势为技能竞赛的发展提供了更广阔的空间，也带来了更多的挑战和机遇。

五、技能竞赛的科技化

技能竞赛的科技化趋势主要体现在比赛设备、数字技术和创新思维等方面。未来的技能竞赛将更加注重运用先进的科技手段，提高比赛的效率和公正性。例如，通过引入智能评分系统，减少人为因素的干扰，保证比赛的公平性。此外，技能竞赛还可以借助虚拟现实（VR）和增强现实（AR）等技术，创新比赛形式和内容，为学生提供更加真实的实践体验。科技化趋势将为技能竞赛带来革命性的变革，为学生提供更多的学习机会和展示平台。

综上所述，大学生医学技术技能竞赛的未来发展趋势呈现出多元化和深入化的特点。影响力、国际化、规范化、普及化和科技化等方面的发展将共同推动技能竞赛的不断进步。同时，我们也需要认识到这些趋势带来的挑战和机遇，不断探索和创新，以更好地发挥技能竞赛在医学教育和社会发展中的作用。

第二章

大学生医学技术技能竞赛的组成

全国高等医学院校大学生临床技能竞赛是2010年起由原卫生部（国家卫生健康委员会）和教育部联合主办的，旨在培养医学生的实践能力、创新能力和团队合作精神，有效推动临床医学人才培养模式和临床实践教学改革的全国性医学生临床技能竞赛，基本每年举办一次。在2021年第十届中国大学生医学技术技能大赛上，赛道由原来单一的临床医学专业扩展到了临床医学专业五年制赛道、临床医学专业八年制赛道、中医学专业赛道、预防医学专业赛道、护理学专业赛道5个赛道。

一、组织形式

临床医学专业五年制赛道、预防医学专业赛道、护理学专业赛道采用校级初赛、分区赛、全国总决赛三级赛制，其中分区赛由东北、华北、华东、华中、华南、西南、西北七个分区构成。各高校在校级初赛基础上组队参加分区赛，根据各分区赛参赛高校队伍数量按比例确定各赛区晋级总决赛的名额。部分省份在区域赛前会组织省赛，通过省赛晋级至区域赛。

中医学专业赛道采用校级初赛、预选赛、总决赛三级赛制。各高校在校级初赛的基础上组队参加预选赛，按比例确定晋级总决赛的名额。

临床医学专业八年制赛道采用校级初赛、总决赛两级赛制。校级初赛由各高校自行组织。

二、参赛选手

参赛选手由实习阶段的大学生（5年制第5年或与之水平相当的长学制学生）经过校赛选拔产生，每校选出4名选手（3名正式、1名候补），以团队形式代表学校参赛。

三、竞赛考点分布

竞赛的考点范围由教育部医学教育教学研究中心在每届竞赛前组织专家制定，于赛前4～5个月在“中国大学生医学技术技能大赛”网站发布。

临床医学赛道考点范围覆盖内科学、外科学、妇产科学、儿科学、眼科学、耳鼻咽喉头颈外科学、皮肤性病学等多个临床学科，以全国高等学校五年制本科临床医学专业规划教材，以及《中国医学生临床技能操作指南》为主要参考书籍。历届分区赛及总决赛的命题均参照当届考点范围进行命制。

回顾历年竞赛，临床医学赛道考点数目一直处于波动状态，从最初的51个考点，逐步扩增至133个考点，后逐步缩减，至第十届考核范围缩减至77个考点。学科的比例：内科学与外科学的考点数目之和的比例维持在51.2%～74.5%，妇产科学与儿科学的考点数目之和的比例维持在20.2%～28.6%，眼科学、耳鼻咽喉、皮肤性病学的考点数目在前九届中的比例为25.0%，第十届取消了这部分专科的考点。表2-1总结了历年技能竞赛考点分布变化。

表2-1　第一届至第十届临床医学赛道考点范围数目及学科分布变化［n（%）］

届数	内科学	外科学	妇产科学	儿科学	眼科学	耳鼻咽喉颈外科学	皮肤性病学	综合能力	总计
第一届	18（35.3%）	20（39.2%）	7（13.7%）	6（11.8%）	0（0.0%）	0（0.0%）	0（0.0%）	0（0.0%）	51
第二届	32（34.0%）	25（26.6%）	11（11.7%）	8（8.5%）	5（5.3%）	6（6.4%）	7（7.4%）	0（0.0%）	94
第三届	36（27.1%）	33（24.8%）	17（12.8%）	14（10.5%）	10（7.5%）	10（7.5%）	13（9.8%）	0（0.0%）	133
第四届	36（27.1%）	31（24.2%）	15（11.7%）	14（10.9%）	10（7.8%）	9（7.0%）	13（10.2%）	0（0.0%）	128
第五届	36（28.1%）	31（24.2%）	15（11.7%）	14（10.9%）	10（7.8%）	9（7.0%）	13（10.2%）	0（0.0%）	128
第六届	36（36.0%）	24（24.0%）	14（14.0%）	11（11.0%）	5（5.0%）	6（6.0%）	4（4.0%）	0（0.0%）	100
第七届	36（36.0%）	24（24.0%）	14（14.0%）	11（11.0%）	5（5.0%）	6（6.0%）	4（4.0%）	0（0.0%）	100
第八届	31（34.4%）	20（22.2%）	13（14.4%）	9（10.0%）	6（6.7%）	6（6.7%）	4（4.4%）	1（1.1%）	90
第九届	32（40.0%）	19（21.3%）	14（15.7%）	7（7.9%）	6（6.7%）	6（6.7%）	4（4.5%）	1（1.1%）	89
第十届	33（42.8%）	21（27.3%）	14（18.2%）	8（10.4%）	0（0.0%）	0（0.0%）	0（0.0%）	1（1.3%）	77

注：内科学考点中包含诊断学、神经内科学、传染病学、护理学考点。

首届中医学专业赛道考点范围根据预选赛和总决赛略有不同，预选赛考核范围共36个考点，总决赛考核范围共13个考点，覆盖中医基础理论、中医内科学、诊断学、中药学、方剂学、经络腧穴学、针灸治疗学、推拿学等多个学科，以各学科的中医学专业教材为主要参考书籍。

首届护理学专业赛道竞赛范围包括基础护理技术技能，健康评估技术技能、内科、外科、妇产科、儿科、危急重症护理技术技能，老年、社区护理及综合能力等40项护理技术技能及相关知识。

四、命题模式

竞赛题目以技能操作为主，根据命题模式可分成3种类型。

Ⅰ类题，是通过简单任务训练器，对单项操作性技能进行评价，如切开缝合、胸腔穿刺术等。重点考查技能操作的规范性、准确性、有效性、流畅性，该类型题量占25%左右。

Ⅱ类题，是通过SP或任务训练器结合短病例，在考查操作技能的同时，评估选手的临床思维、沟通交流、职业素养等多种能力。如考核胸腔闭式引流管拔出：对1例双侧自发气胸患者，双侧胸腔闭式引流管留置4天，要求判断是否需要拔管，并做适当治疗。学生需要询问病史、观看胸片、对模型进行体检，做出正确判断后，拔出有拔管指征的引流管，并告知患者下一步的注意事项和治疗方案。Ⅱ类题在单纯技能操作的基础上进行了拓展，是目前竞赛题目中最主要的类型，占竞赛总题量的60%左右。

Ⅲ类题，是综合标准化病人和高端模拟人构成的模拟场景，结合长病例，对学生能力进行综合评价。如对1例有机磷中毒、出现血压下降、心率下降的患者进行抢救，学生要组成团队，进行病史采集、体格检查、静脉采血并送检、开放静脉、气管插管、胃管置入、洗胃、提出诊断和治疗方案等一系列救治，此过程中伴随着与家属的交流沟通、团队合作、评判性思维、决策制订、情境感知等能力的综合测试，此类型题目占15%左右。

中医学专业赛道竞赛题目由理论考试与临床技能考试两部分组成，其中临床技能考核分为中医诊断技能、方剂与中药知识技能、针灸技能、推拿技能、中医外科技能和中医急救技能六站。

五、竞赛形式

竞赛常用的形式包括“站点式”“赛道式”“单站式”。各级别竞赛根据竞赛题目常采用其中一种或多种形式进行考核。

站点式：考核设置固定的站点和每站考核时间，通常为6分钟1站，每个站点包含1个临床技能操作项目和若干基本知识题。选手按题干要求进行任务分工，并完成操作或答题。每个站点内3名选手的得分相加为本站点得分，各参赛队成绩按各站得分相加的总分进行排序。

赛道式：考核设置平行赛道，每条赛道设定4～6个考站，赛道考核总时间固定，每个考站考核一项或多项技能，每条赛道1个队，各队同时自赛道的第1站出发，依次通过所有考站，依照要求，3名选手相互配合或独立完成考核内容，各站得分相加为该队成绩。

单站式：考核为1站，时间通常为20分钟，由团队共同完成，3名选手同进同出，以临床案例为主轴，结合情境变换及病情变化，考核选手的临床思维能力、人文关怀和护患沟通能力以及团队的任务分工配合能力、组织协调能力、组织应变能力，3名选手得分相加即为参赛队成绩。

第三章 多学科交叉的学科竞赛

【学习目标】

1. 正确认识“挑战杯”创新创业竞赛的基本内涵，能够了解创新创业竞赛的意义、起源、发展。

2. 熟悉“挑战杯”创新创业竞赛的赛制设置，能够清晰竞赛各项要求，帮助提升创新创业能力。

3. 阅读相关的案例分析，为未来参赛做必要准备。

第一节 “挑战杯”创新创业竞赛

一、“挑战杯”创新创业竞赛的概念

“挑战杯”创新创业竞赛是“挑战杯”全国大学生系列科技学术竞赛的简称，是由共青团中央、中国科协、教育部和全国学联共同主办的全国性的大学生课外学术实践竞赛。“挑战杯”竞赛在中国共有两个并列项目，一个是“挑战杯”全国大学生课外学术科技作品竞赛（简称“大挑”，以下称“‘挑战杯’竞赛”），另一个是“挑战杯”中国大学生创业计划竞赛（简称“小挑”）。这两个项目的全国竞赛交叉轮流开展，每个项目每两年举办一届。

“挑战杯”竞赛始终坚持“崇尚科学、追求真知、勤奋学习、锐意创新、迎接挑战”的宗旨，在促进青年创新人才成长、深化高校素质教育、推动经济社会发展等方面发挥了积极作用，在广大高校乃至社会上产生了广泛而良好的影响，被誉为当代大学生科技创新的“奥林匹克”盛会。

“挑战杯”中国大学生创业计划竞赛秉持培养创新意识、启迪创意思维、提升创造能力、造就创业人才的宗旨，引导和激励高校学生弘扬时代精神，把握时代脉搏，将所学知识与经济社会发展紧密结合，培养和提高创新、创造、创业的意

识和能力，并在此基础上促进高校学生就业创业教育的蓬勃开展，发现和培养一批具有创新思维和创业潜力的优秀人才。

【拓展内容】

“挑战杯”竞赛第一届竞赛于1989年举行。第二届竞赛初步建立了选拔、申报、评审的竞赛机制；确立组委会和评委会各自独立运作的竞赛机构；形成了两年一届、高校承办的组织方式。第七届竞赛首次实现了内地和港、澳、台大学生的同台竞技交流。“挑战杯”中国大学生创业计划竞赛第一届竞赛于1999年举行。第五届港澳台地区首次全部参赛。

二、“挑战杯”创新创业竞赛的赛制

（一）“挑战杯”竞赛

1. 参赛对象

在校正式注册的全日制非成人教育的在校本科生、硕士研究生（不含在职研究生）都可申报作品参赛。

2. 时间与竞赛流程

（1）校级初赛（3月底前） 由各校组织，广泛发动学生参与，遴选参加省级复赛项目。校赛参赛项目需在赛事官方平台统一填报。

（2）省级复赛（5月底前） 由各省级团委举办，按照全国组委会规定的名额遴选参加全国决赛的项目，在赛事官方平台完成项目审批申报。

（3）全国决赛（下半年） 由全国组委会聘请专家根据项目科学性、先进性和现实意义等综合评定奖项。其中，自然科学类学术论文侧重考核基础学科学术探索的前沿性和学术性，哲学社会科学类社会调查报告和学术论文侧重考核与经济社会发展热点、难点问题的结合程度和前瞻意义，科技发明制作侧重考核作品的应用价值和转化前景。

3. 参赛作品基础形式

（1）自然科学类学术论文 自然科学类学术论文的作者仅限本科生。作品类别包括机械、仪器仪表、自动化控制、工程、交通、建筑、计算机、电信、通讯、电子、数学、物理、地球与空间科学、生物、农学、药学、医学、健康、卫生、食品、能源、材料、石油、化学、化工、生态、环保等方面的作品。

（2）哲学社会科学类社会调查报告和学术论文 哲学社会科学类支持围绕发展成就、文明文化、美丽中国、民生福祉、中国之治和战疫行动等6个组别形成社会调查报告，也可按照哲学、经济、社会、法律4个学科报送社会调查报告和学术论文。

（3）科技发明制作类 科技发明制作类分为A、B两类：A类指科技含量较高、制作投入较大的作品；B类指投入较少，且为生产技术或社会生活带来便利的小发明、小制作等。

（二）“挑战杯”中国大学生创业计划竞赛

与“挑战杯”竞赛相比，“挑战杯”中国大学生创业计划竞赛更注重市场与技术服务的完美结合，商业性更强，借用风险投资的运作模式，要求参赛者组成优势互补的竞赛小组，提出一项具有市场前景的技术、产品或者服务，并围绕这一技术、产品或服务，以获得风险投资为目的，完成一份完整、具体、深入的创业计划。

1. 参赛对象

正式注册的全日制非成人教育的在校专科生、本科生、硕士研究生以及博士研究生（不含在职研究生）。其中博士研究生仅可作为项目团队成员参赛（不作项目负责人）且人数不超过团队成员数量的30%。

2. 时间与竞赛流程

（1）校级初赛（5月底前） 由各校组织，广泛发动学生参与，遴选参加省级复赛项目。校赛参赛项目需在赛事官方平台统一填报。

（2）省级复赛（6月底前） 由各省级团委举办，按照分配名额（全国1000个）遴选参加全国决赛的项目，在赛事官方平台完成项目审批申报。

（3）全国决赛（下半年） 全国共有1500个项目进入全国决赛。其中，1000个名额由省级团委确定，300个名额面向在赛事组织、学生参与、宣传发动等表现突出的学校直接分配，200个名额通过“国赛直通车”评审分配（“国赛直通车”实施细则与上届保持不变）。由全国组委会聘请专家根据项目社会价值、实践过程、创新意义、发展前景和团队协作等综合评定奖项。

3. 参赛作品基础形式

大赛坚持创新、协调、绿色、开放、共享新发展理念，聚焦经济发展趋势，围绕产业高质量发展方向，设置五个组别。

（1）科技创新和未来产业 突出科技创新，在人工智能、网络信息、生命科学、新材料、新能源等领域，结合实践观察设计项目。

（2）乡村振兴和农业农村现代化 围绕乡村振兴战略，在农林牧渔、电子商务、旅游休闲等领域，结合实践观察设计项目。

（3）城市治理和社会服务 围绕国家治理体系和治理能力现代化建设，在政务服务、消费生活、医疗服务、教育培训、交通物流、金融服务等领域，结合实践观察设计项目。

（4）生态环保和可持续发展 围绕可持续发展战略，在环境治理、可持续资源开发、生态环保、清洁能源应用等领域，结合实践观察设计项目。

（5）文化创意和区域合作 突出共享、共融，在工艺与设计、动漫广告、体育竞技和国际文化传播、对外交流培训、对外经贸等领域，紧紧围绕“一带一路”和“京津冀”“长三角”“珠三角”“成渝经济圈”等经济合作带建设，结合实践观察设计项目。

第二节 “互联网 +”创新创业竞赛

一、“互联网 +”创新创业竞赛的概念

“互联网 +”创新创业竞赛，全称为中国国际“互联网 +”大学生创新创业大赛，是由教育部等部门与地方政府联合主办的一项全国技能大赛，是我国创新创业教育改革的生动实践。目前是受教育部认可的全国知名度最大、覆盖的院校最广、申报项目的种类最多、参与学生最多的高校大学生竞赛。

二、“互联网 +”创新创业竞赛的演变

中国国际“互联网 +”大学生创新创业大赛（以下简称“‘互联网 +’大赛”）源于李克强总理在 2015 年 3 月《政府工作报告》中提出的“互联网 +”行动计划。同年 5 月，国务院办公厅印发《关于深化高等学校创新创业教育改革的实施意见》，彰显了国家对高校创新创业教育生态系统建设的重视。2015 年 10 月，教育部联合国家发改委、科技部、工信部、人社部、商务部、团中央等十多个部门共同举办了首届“互联网 +”大赛。自第一届“互联网 +”大赛举办以来，参赛项目和人数逐年增多，影响力逐年扩大。至今已经是第九届，许多基于互联网的新产品、新服务、新业态、新模式，在历届大赛集中亮相，涌现出诸多科技含量高、市场前景广、社会效益好的高质量项目，既推动了传统行业转型升级，又展现了新时代大学生昂扬向上的青春风采。“互联网 +”大赛正成为推动高校创新创业教育改革的有力抓手，被视作高校创新创业教育发展趋势的重要“风向标”。

三、“互联网 +”创新创业竞赛的赛制

大赛采用校级初赛、省级复赛、全国总决赛三级赛制。校级初赛由各院校负责组织，省级复赛由各省（区、市）负责组织，全国总决赛由各省（区、市）按照大赛组委会确定的配额择优选荐项目。大赛组委会将综合考虑各省（区、市）报名团队数、参赛院校数和创新创业教育工作情况等因素分配全国总决赛名额。前三届（2015—2017 年）“互联网 +”大赛的参赛对象为国内全部高校，使用统一赛道赛项（第一届分为创意组和实践组；第二届分为创意组、初创组、成长组；第三届分为创意组、初创组、成长组和就业型创业组）和评价标准进行项目选拔。第四届（2018 年）“互联网 +”大赛，在原有赛道赛项基础上，新设“青年红色筑梦之旅”赛道（简称“红旅赛道”）和国际赛道。第五届（2019 年）“互联网 +”大赛开始进一步细分赛道，即高教主赛道、“红旅赛道”、国际赛道，同

时增设职教赛道和萌芽板块。其中，职教赛道面向职业院校全日制学生，萌芽板块面向普通高中生。第六届（2020 年）“互联网 +” 大赛将国际赛道并入高教主赛道。为加强产学研深度融合，第七届（2021 年）“互联网 +” 大赛在高教主赛道、“红旅赛道”、职教赛道和萌芽赛道基础上，增设产业命题赛道，后几届基本一致。从第一届“互联网 +” 大赛的混合赛道到后续细分赛道，不同赛道的设置使得“互联网 +” 大赛能够面向不同层次学生，保证了赛事公平合理，同时极大激发了参赛学生的积极性。

除此之外，根据参赛项目所处创业阶段、已获投资情况及项目特点等，细分参赛类别，进行分类评比。例如，在高教主赛道划分为创意组、初创组、成长组、就业型创业组和师生共创组等；在“红旅赛道”先后划分为公益组和商业组，后划分为公益组、创意组和创业组；在国际赛道，划分为商业企业组、社会企业组、命题组；在职教赛道划分创意组和创业组。细分赛项设置有利于打消“为赛而赛”的参赛动机，进而更好地选拔出高质量项目进行培育和落地孵化。

【拓展内容】

“互联网 +” 大赛既是我国高等教育领域落实立德树人根本任务、提升高校人才培养质量的重要载体，也是推动产学研用结合的关键纽带。

四、“互联网 +” 大赛的价值意蕴

（一）有助于缓解大学生就业压力

就业是最大的民生，它涉及百姓生计、社会和谐稳定、地方经济社会发展等诸多方面。大学毕业生是国家的宝贵财富，是人力资源的主要来源和重要组成部分。参加“互联网 +” 大赛，有助于开发创新思维，培养创业能力，提升综合素质，进而帮助大学生更好地应对未来复杂的社会环境，还能够搭建与企业、金融资本合作的平台，为大学生的就业创业之路保驾护航。

（二）有助于提升高校人才培养质量

创新创业教育已经成为世界高等教育改革和全球教育发展的趋势。“互联网 +” 大赛能够提高大学生创新创业能力，其根本目标在于提升高校人才培养质量。从学校层面看，通过构建校级统筹、院级协同、校企合作的管理机制，推动人才培养方案迭代、教学方法创新以及实操训练等方面进行改革与探索。从教师层面看，要定期参加创新创业教育师资培训、专题研修、经验交流等活动。同时，通过学生竞赛成果反哺教学，形成“以赛促教，以教育赛”的良性循环。从学生层面看，参加“互联网 +” 大赛，能够激发创新意识、创新思维和学习兴趣，提升专业技能以及学术研究能力，达到“以赛促学，以赛促练”的效果。

（三）有助于促进区域经济社会发展

“互联网+”大赛是迄今为止全国规模最大、覆盖高校最广、参与师生人数最多的大学生综合类竞赛。大赛中涌现出一大批科技含量高、市场潜力大、产业带动强的高质量项目，充分体现了以科技创新为基础的大学生创新创业特点，参赛青年学子的实践锻炼能力显著增强。此外，参赛学生成果很多具有较高的实用价值，衍生出很多相关创意项目，这为区域经济发展增添了新的活力。

第三节　参赛作品的创意与设计

一、赛道的设置

（一）“挑战杯”创新创业竞赛

“挑战杯”中国大学生创业计划竞赛是由共青团中央、中国科协、教育部、全国学联主办的大学生课外科技文化活动中一项具有导向性、示范性和群众性的创新创业竞赛活动，每两年举办一届。根据参赛对象，分普通高校、职业院校两类。设科技创新和未来产业、乡村振兴和脱贫攻坚、城市治理和社会服务、生态环保和可持续发展、文化创意和区域合作五个组别。

1. 科技创新和未来产业

围绕创新驱动发展战略，推动数字经济健康发展，在智能制造、信息技术、大数据、人工智能、生命科学、新材料、军民融合等领域，参赛学生结合实践观察设计项目。

2. 乡村振兴和农业农村现代化

围绕实施乡村振兴战略，在农林牧渔、电子商务、乡村旅游、城乡融合等领域，参赛学生结合实践观察设计项目。

3. 社会治理和公共服务

围绕国家治理体系和治理能力现代化建设，在政务服务、消费生活、公共卫生与医疗服务、金融与财经法务、教育培训、交通物流、人力资源等领域，参赛学生结合实践观察设计项目。

4. 生态环保和可持续发展

围绕可持续发展战略和碳达峰碳中和目标，在环境治理、可持续资源开发、生态环保、清洁能源应用等领域，参赛学生结合实践观察设计项目。

5. 文化创意和区域合作

突出共融、共享，紧密围绕“一带一路”和京津冀、长三角、粤港澳大湾区以及成渝地区双城经济圈、长江中游城市群等区域合作，在工业设计、动漫广告、体育竞技和国际文化传播、对外交流培训、对外经贸等领域，参赛学生结合实践观察设计项目。

（二）“互联网 +” 创新创业竞赛

中国“互联网 +”大学生创新创业大赛，由教育部与政府、各高校共同主办的一项技能大赛。大赛旨在深化高等教育综合改革，激发大学生的创造力，培养造就“大众创业、万众创新”的主力军；推动赛事成果转化，促进“互联网 +”新业态形成，服务经济提质增效升级；以创新引领创业、创业带动就业，推动高校毕业生更高质量创业就业。“互联网 +”创新创业大赛设置高教主赛道、“红旅赛道”、产业命题赛道、职教赛道、萌芽赛道等五大赛道，其中高教主赛道与“青年红色筑梦之旅”赛道学科覆盖广泛，将“新工科、新医科、新农科、新文科”四新建设与创新创业教育改革紧密结合，是广大高校师生重点关注的赛道。

1. 高教主赛道

根据参赛项目所处的创业阶段、已获投资情况和项目特点，主赛道分为本科生创意组、研究生创意组、初创组、成长组、师生共创组。

2.“青年红色筑梦之旅”赛道

参加“青年红色筑梦之旅”赛道的项目须为参加“青年红色筑梦之旅”活动的项目，分为公益组、创意组、创业组。

二、参赛作品的创意来源

（一）科创融合——依托科技成果转化

当下，越来越多的高校重视将科研项目转化为大学生创新创业项目，形成了大学生高质量创新创业项目的重要来源。这类项目转化的产品所服务的产业方向具备较大的市场空间和想象力，同时其转化的产品因为以核心领先技术具备很强的技术创新性或领先性。

（二）专创融合——充分发挥专业优势

大学生项目团队要更好地与学校的特色专业及学科特色紧密结合，通过创新创业，反哺学校特色专业与学科建设，与自己所学的专业知识相结合，充分发挥和运用专业优势进行项目的创意和实践。学科竞赛并不只是“硬科技”的舞台，相关赛道和项目类型的规则设计使得众多非重大技术创新型的项目也有机会展示自己的“软实力”。

（三）自发创造——基于行业研究和市场洞察

自发创造不同于科创融合和专创融合，它基本没有直接可依托的科技成果或专业优势，更多是依靠项目核心团队成员基于自身对行业、对市场的研究、洞察和思考，然后自己“白手起家”。这样的自发创造通常很不容易，对团队成员的要求也更高。

（四）家族传承——基于家族产业的继承与创新

目前高校学生这一代的父母基本是目前社会的中坚力量，有些父母可能抓住改革开放的机会开创了自己的事业，成为家族产业的第一代，因此就会考虑是否让第二代也参与到家族产业里面来，或者让其逐步接管，或者让其在现有基础上去延伸和开拓新的业务板块。但是，这类项目的核心在于到了当代大学生这一代时，属于你的标签、创新和贡献是什么，哪些项目发展的成绩跟你有关，又因你而起呢？因此，当代大学生能够利用自己所学，在传承家族产业的基础上，注入新的元素和动能。

（五）社会实践——以此为基础进行思考和转化

在大学学习期间，社会实践是很多在校学生与社会发生联系很重要的一种途径。但作为参赛项目，创意可以来源于社会实践，但得区别于社会实践。其中的重点的差异在于：作为参赛项目，不管是公益类还是“红旅赛道”，核心都是创业，首先需要考虑的是项目的独立性和完整性，需要考虑如何可持续发展，让自己的项目持续运转下去。而这些要点，通常都不是社会实践项目需要考虑的问题。因此，来源于社会实践的项目，需要积极地转变思维，从更全面的角度思考和深化自己的项目。

（六）产创融合——与当地产业或区域发展相结合

当下政策把各类学科竞赛作为深化创新创业教育改革的重要抓手，引导各地各高校主动服务国家战略和区域发展。因此，除了前面提到的鼓励科创融合、专创融合，发挥自己所在学校、所学专业的“小环境”优势以外，如何充分地发现区域机会、结合区域特点、发挥区域优势、满足区域需求，助力区域发展，通过助力区域发展，最终助力自身项目或企业的发展，则是一个如何发掘和利用“大环境”优势的命题。

三、参赛作品设计的基本原则

（一）科学性原则

参赛作品的设计必须遵循基本的科学原理，包括基础科学和应用科学中的相关理论和技术。同时，作品设计也需要注重科学方法的运用，如实验、推理、证实等，以提高作品的科学性和可靠性。

（二）技术规范性原则

参赛作品的设计应符合相关技术标准和规范，以确保作品的稳定性和可重复性。此外，技术规范性原则也要求作品在实现上具有较高的可行性和可操作性，以便评委能够准确评估作品的实用价值。

（三）美观性原则

虽然并不是所有学科竞赛都强调作品的美观性，但在许多涉及创意和造型的比赛中，如建筑设计、工业设计等，美观性原则显得尤为重要。作品的设计应当注重整体造型、色彩搭配、人机交互等方面的美观性和舒适性，以提升作品的艺术感染力和用户体验。

（四）经济性原则

尽管学科竞赛的核心目标是追求卓越的学术成果，但经济性原则也是不应忽视的重要方面。参赛作品的设计应尽可能降低成本，提高资源利用效率，并避免浪费。同时，经济性原则还要求作品在实现上具有较好的经济效益和社会效益，以满足可持续发展的要求。

（五）创新性原则

学科竞赛鼓励创新思维和原创性，因此参赛作品的设计应具有独特的创意和新颖性。这不仅要求在作品实现上有所突破，还要求在解决问题的方法、思路和观点上有独到之处。

（六）道德性原则

参赛作品的设计必须符合社会道德和职业道德的基本要求。尊重知识产权、遵守保密协议、避免学术不端行为等是这一原则的基本要求。此外，参赛者还应注意在设计和实现过程中尊重人权、关注社会伦理和环境伦理等重要议题。

【案例分析】

挑战杯案例可参考浙江中医药大学第二临床医学院作品——“早诊早‘智’——阿尔茨海默病中西医结合早诊技术的领航者”，该项目在第十三届“挑战杯”中国大学生创业计划竞赛中荣获银奖。该团队充分发挥自身专业优势，致力于研究和开发一种中西医结合的早期诊断技术，用来更早地诊断和治疗阿尔茨海默病，从而帮助老年人提高生活质量。该团队基于现代阿尔茨海默病早诊难、早治难的痛点，基于人机交互的眼动预警检测技术，从 ADNI 数据库中获取病例样本进行数据拟合，计算手眼曲线相关度，生成 ROC 曲线选择最佳阈值，划定 MCI 期（AD 可治愈期）患者相关度的置信区间，将手眼不协调这一症状量化，从而判断受试者是否处于 MCI 期。该项目计划面向市场上所有体检机构与社区，推出数字化中西医结合人机交互早诊预警仪器，实现大规模人群定期阿尔茨海默病的早筛，推动 MCI 期患者进入医院复诊并早期治疗实现疾病转归，让老人们遇病可医，遇病可知，遇病即治。

第四节　科学严谨的实验论证与调查研究

一、高校学科竞赛概况

全国普通高校学科竞赛，是指全国性、国家级的普通高等学校各类主要学科竞赛，属于普通高校学科竞赛、高校学科竞赛。2021 年 3 月 22 日，中国高等教育学会高校竞赛评估与管理体系研究工作组发布了 2020 全国普通高校大学生竞赛排行榜，其中共有 57 项赛事，进入 2016～2020 年学科竞赛排行榜榜单。如常见的：中国“互联网 +”大学生创新创业大赛、“挑战杯”全国大学生课外学术科技作品竞赛、“挑战杯”中国大学生创业计划大赛、全国大学生数学建模竞赛、全国高等医学院校大学生临床技能竞赛、全国大学生电子商务“创新、创意及创业”挑战赛、全国大学生市场调查与分析大赛、中国大学生服务外包创新创业大赛等均在该榜单之内。

二、学科竞赛的实验论证与调查研究方法

以我校比较热门的学科竞赛“挑战杯”全国大学生课外学术科技作品竞赛为例，“挑战杯”全国大学生课外学术科技作品竞赛的申报参赛作品分为自然科学类学术论文、哲学社会科学类社会调查报告、科技发明制作三类。

自然科学类学术论文：此类竞赛主要围绕自然科学领域中的某一特定研究方向进行深入研究，要求参赛者提交一篇学术论文或研究报告，以展示他们在该领域的最新研究成果或创新思路。在实验论证方面，参赛者需要详细描述他们的实验过程、方法和结果，并对数据进行严谨的分析和解释，以支持论文或报告的观点。

哲学社会科学类社会调查报告：这类竞赛通常要求参赛者针对某一社会现象或问题展开调查，并撰写一篇社会调查报告。调查过程中需要运用各种社会科学理论和方法，深入了解调查对象的特征、状况和问题，并对调查结果进行系统地分析和解释。参赛者还需要提出有针对性的建议和解决方案，以改善社会现状并为政府、企业和社会各界提供参考。

科技发明制作：此类竞赛鼓励参赛者发挥创造力，设计和制作具有实际应用价值的科技产品或技术方案。参赛者需要提出一个具有创新性和实用性的科技项目，并展示其科学原理、技术实现和实际应用等方面的详细方案。此外，参赛者还需要对项目的商业化和产业化前景进行评估，并提出相应的商业计划和市场推广策略。

不同类型的学科竞赛设计具有不同的特点和要求，参赛者需要根据自己的学科背景和研究兴趣选择适合自己的竞赛类型，并充分准备和发挥自己的实力，以取得优异的成绩。

各类学科竞赛涉及的实验方法和研究方法可能有所不同，以下是一些常见的方法和

技巧。

（一）自然科学类学术论文

1. 实验法

自然科学类专业通常需要进行大量的实验和研究，因此实验法是这类学科竞赛中最常用的方法和技巧之一。在实验过程中，需要精确控制实验条件，对实验结果进行分析和比较，以得出科学可靠的结论。

2. 归纳推理法

归纳推理法是指从已知条件出发，借助经验和直觉，通过分析和综合得出一般性结论的方法。在自然科学类学术论文中，归纳推理法通常被用来总结和分析实验数据、推断结论和建立理论模型等。

（二）哲学社会科学类社会调查报告

1. 观察法

哲学社会科学类社会调查报告中，观察法是一种重要的研究方法，它是指研究者通过自己的感官或者辅助工具，直接或间接地观察和记录正在发生或变化的社会现象，以获取对社会现象的深入理解和研究，主要包括局外观察、参与观察和实验观察等不同类型。

2. 问卷调查法

社会调查报告通常采用问卷调查法来收集数据和信息。问卷调查法包括设计问卷、发放问卷、收集数据、统计分析等步骤。通过问卷调查法，可以了解受访者的态度、行为、观念、价值观等，从而得出对社会现象和问题的深入认识。

3. 定性和定量分析法

社会调查报告中需要运用定性和定量分析法对收集到的数据和信息进行分析和处理。定性分析法主要从社会现象的内在特征和逻辑关系入手，探讨其本质和规律；定量分析法则主要通过数学模型和统计分析技术，对数据进行处理和解释。

4. 文献研究法

文献研究法是社会调查报告中常用的方法之一。通过查阅相关文献和资料，可以了解相关问题的历史、现状和发展趋势，从而为研究提供背景和参考。

（三）科技发明制作

1. 联想发明法

联想发明法是通过联想和想象来发现和创造新事物的方法。例如，瑞士工程师乔治·德梅斯特拉尔受到蓟花的启发，发明了尼龙搭扣；美国工程师杰克受到儿童玩跳绳游戏的启发，发明了弹性绷带等。

2. 设问发明法

设问发明法是通过提出一系列问题，不断探索解决方案，从而创造新事物的方法。

例如，美国商人约翰受到老式手表的启发，发明了便于佩戴和更换电池的电子手表；美国工程师受到普通铅笔的启发，发明了可以更换铅笔芯的自动铅笔等。

3. 组合发明法

组合发明法是将已有的技术或物品进行组合和搭配，从而创造出新的事物或方法。例如，将音乐播放器和耳塞进行组合，创造出便携式音乐播放器；将手机和笔记本电脑进行组合，创造出智能手机等。

需要注意的是，不同学科竞赛涉及的实验方法和研究方法会有所不同，不同的方法和技巧也具有各自的优缺点和适用范围。因此，参赛者需要根据学科竞赛的具体要求和自身情况，选择合适的方法和技巧，以达到最佳的竞赛效果。

第五节　学校资源平台的发挥与利用

一、学校资源平台的搭建目标

基于当前的高等教育体系发展形势，学科竞赛已成为一种重要教育方式，对于培养学生的创新能力、实践能力和团队合作能力具有重要意义。为了更好地推进学科竞赛体系的建设，高校需要搭建完备的资源平台，以发挥学科竞赛的教育效能。

学科竞赛资源平台的搭建首先应明确培养的目标。我们希望培养具有创新思维能力、实践动手能力和团队协作能力的学生。为培养学生的以上各项能力，需要提供“赛前”和“赛后”两方面资源。

“赛前”资源，本科生在参加学科竞赛时需要有教学能力和备赛经验的教师进行针对性竞赛指导，于是高校需建设体系完备的指导老师队伍。同时为应对不同类别及学科的学科竞赛，该队伍建设可依托各二级学院或教学单位学科特色，利用现有科研资源与学科发展基础建设学科竞赛基地。

各基地分别负责某一类竞赛，并对于有意参加学科竞赛的学生进行层层选拔，以筛选出具备一定潜力和兴趣的学生进行培育和指导。选拔可以通过考试、面试等方式进行同时可以通过学业表现和教师推荐来评估学生的综合能力和潜力。接着，竞赛基地需要提供专业的培训和指导，包括技巧训练、知识补充和实战演练等。同时，各竞赛基地在学校的经费支持下，为学生参加竞赛提供资源支持包括学习资料、实验设备、实践场所等。

“赛后”，高校的学科竞赛培育体系可以各基地的竞赛开展情况为落脚点，进行全面的评估和总结。以学科竞赛基地为单位进行业绩考核，评定优秀、合格、不合格等级别，给予相应奖惩措施。如通过对学生和教师的参与情况、成绩情况以及培育效果的评估，对于竞赛成绩优秀的师生，分别给予参与竞赛的学生以学分加分、推免资格优先等奖励；给予指导竞赛的老师以教学业绩分加分、竞赛指导津贴等奖励。通过不断改进培育体系，提高培育效果。

二、学校资源平台的利用模式——以浙江中医药大学为例

（一）学科竞赛基地运转机制

学校教学委员会全面负责各学科竞赛基地的审批、立项和管理，全面领导各类竞赛的组织、命题、评审、奖励、总结等工作，审核全校年度学科竞赛经费的收支情况。各学科竞赛基地经所在学院（部门）同意，向学校主管部门提出申请，经学校教学委员会同意后成立校级大学生学科竞赛基地，并组织开展相应的学科竞赛工作。

各竞赛基地负责竞赛活动的日常管理和组织工作，制定年度工作计划，组织举办校级学科竞赛，做好年度工作总结；负责竞赛的宣传、发动与组织工作；组织专家制订竞赛方案，组织校级学科竞赛命题、评审工作，开展竞赛的相关课程及专题培训工作；组织校级竞赛的参加工作；组建相对稳定的指导老师团队并组织骨干教师参加竞赛专题培训；遴选优秀学生参加省级及以上相关学科竞赛，并争取取得较好成绩；做好竞赛相关资料的整理和归档工作；竞赛基地负责人负责竞赛经费的管理和使用，并根据学校优秀应届本科毕业生免试攻读硕士学位研究生文件要求做好相关推荐工作。

竞赛经费按照统筹规划、基地管理的原则，由竞赛基地单独建卡，专款专用，厉行节约，合理使用。竞赛基地经费包括基本运作费和考核奖励经费。

各学院配合竞赛基地做好竞赛指导老师、专家的遴选与推荐；做好学生参赛的动员组织工作；围绕“竞赛促教学，竞赛促成才”主题开展教学研究与改革工作，创造条件将竞赛相关内容纳入人才培养方案。

（二）我校参赛学生激励机制

1. 课程成绩加分

参加学科竞赛获省级三等奖及以上的本科生，每获奖 1 项，可选择竞赛获奖所在学期课程进行加分奖励；获奖团队成员按奖励分值乘以分摊系数表中相应系数后进行加分。

2. 竞赛奖金

学生参加学科竞赛获奖奖金由竞赛基地奖励经费列支颁发。

3. 第二课堂学分

学科竞赛参赛奖项可累加第二课堂学分（本科生第二课堂学分为旨在鼓励大学生在校学习期间、积极参加教学计划规定的第一课堂以外的学术科研、文化艺术、社会实践等第二课堂活动，提高学生综合素质的学分认定）。

4. 推免资格

在高级别竞赛获奖后根据贡献度推荐免试攻读硕士学位研究生资格。

5. 攻读博士资格

在高级别竞赛获奖后根据贡献度且品德优良者，可给予直接获得“硕博连读”或“申请—考核”方式攻读博士研究生资格。

（三）我校指导教师激励机制

1. 教学业绩考核 A 等

指导学生获得高级别竞赛指导教师，可根据当年度本科教学业绩考核等级申请为A等。

2. 硕士研究生招生名额奖励

获高级别竞赛奖项的指导教师团队可额外增加硕士研究生招生指标。指标申请于获奖当年末上报研究生院，增加的招生名额由研究生院单独调配，纳入次年招生计划。

3. 职务评聘

获高级别竞赛奖项的指导教师团队成员，在教师专业技术职务评聘中，同等条件下可优先评聘。

4. 津贴奖励

竞赛指导教师在学生项目获奖后，可以在教学工作奖励项得到津贴奖励。

第四章

大学生医学技术技能大赛参赛准备

【学习目标】

知识目标

1. 熟悉省赛、区域赛、国赛的流程步骤，掌握省赛、区域赛、国赛参赛准备过程中的重点难点，了解省赛、区域赛、国赛的参赛准备标准。

2. 了解省赛、区域赛、国赛参赛准备工作的差异。

能力目标

1. 完成大学生医学技术技能大赛的参赛准备工作，并了解需要其他部门配合的准备工作。

2. 自行总结出相应准备工作中的重点难点并给出应对措施。

3. 总结出省赛、区域赛、国赛参赛准备工作中需重点关注的差异。

第一节　浙江省大学生医学技术技能大赛参赛准备

一、参赛前期准备（以临床医学专业五年制赛道为例）

（一）参赛单位的准备工作

各参赛单位需积极组织并开展大学生医学技术技能大赛遴选、培训工作。所涉各学校、学院、医院应全力配合，为大赛提供各项保障，为培训创造环境和条件。各单位在培训过程中应提供经费支持，如比赛相关模型、设备及耗材的专项经费，以增强选手们的实际操作及动手能力。临床技能中心、教学部、病房、手术室、门急诊、护理部及后勤等多个部门需协调安排，提供训练机会，组织模拟比赛。医院应成立竞赛领导小组，由医院院长、书记担任组长，分管教学副院长担任副组长，竞赛领导小组下设办公室，教学部科长担任主任，成员包括教学部、医务科、护理部、院感科等职能科室的相关人员，全面负责备战培训工作的组织管理，协调解决培训中的重大问题。

（二）教学团队的准备工作

根据大赛规程，可将考核内容进行分类，以临床医学五年制赛道为例，将内科、外科、妇产科、儿科、眼科、耳鼻喉科、护理、放射科、检验科等专业知识的项目落实到相应的临床科室。来自各个专科的临床医生组成培训教师团队，由经验丰富的教师作为骨干教师，负责各专科考点的确定、培训课时的安排、出题及多科综合考核的设置等工作。同时，请既往有参赛经验的同学参与培训。

鉴于教师要承担大量的临床工作，需培养更多的教师加入临床技能竞赛培训队伍。为了使教学团队更快更好地适应培训并完成它，可采取“以老带新”及“多人合作”的方式。“以老带新”是指先让有多次培训经验的教师与年轻教师一起上课，给后者提供学习授课、出题等相关经验的机会，之后再让他们独自授课和培训学生；“多人合作”是指在一个专科教师团队至少有两名教师，在培训过程中可以互相讨论，扬长避短，避免遗漏知识点。

培训组把比赛考点细分到每一个专科教师，然后组织教师进行集体培训，同时采用了每周一次的集体备课的策略，要求教师们针对每一个考点的不同内容，如适应证、禁忌证、操作中的各种注意事项、人文关怀等不同侧重点提供操作试题。试题以相关教材为蓝本拓展，让学生获得全面而深入的系统培训。为了提高练习过程的科学性，学生练习的内容必须先经教师团队讨论并细致修改后，再投入实践。在教师的指导下，选手每天还要通过理论学习和习题练习来巩固临床理论基础。

为了保证同质化的教学，结合医院及指导教师实际情况，可举办医学技术技能大赛指导教师赛前培训会，全面解读参赛意义、要求、对象、项目范围、规则等内容。教学部科学合理地制定培训方案，统一标准，及时获取最新操作规范指南等作为培训资料。指导老师根据科室的诊疗特点，结合当前教育的新形势，在统一标准的前提下，结合教学情况运用多种教学方法，如开展以问题为中心的 PBL 教学、应用网络课程、多媒体课件、床旁教学等，引入临床技能竞赛培训中，力求激发学生学习兴趣与思考分析能力。

（三）选手遴选

每年 9 月，调查学生参加医学技术技能大赛的意愿，优先考虑有强烈意愿的学生，特别是获取研究生推免资格的学生。通过个人技能考核、心理素质、团队合作意识等多方面的综合评价，选拔 4～8 名学生于 10 月份开始组织培训。

每年（一般安排在 1 月），学校组织举办校级医学类专业实习生技术技能大赛。比赛面向该年进入实习阶段的相关专业本科学生，自愿报名参加。以各附属医院及实习基地为单位分别组织培训并选派选手参加比赛。结合上届国赛考核范围，通过个人赛及团体赛，根据省赛参赛名额限制（以浙江省为例，医学本科教育院校不超过 3 支参赛队，独立学院、高职高专院校不超过 2 支参赛队，每支队伍 4 名选手)，选拔出参加省级大学生医学技术技能大赛培训参赛的优秀选手。

参赛单位针对每一届的学生特点，进行培训前动员会，强调临床技能是一名合格医生的立足之本，必须重视学习和掌握。通过动员和答疑，帮助同学们平衡考研、就业和竞赛培训之间的关系，消除学生的顾虑。

(四) 选手培训

大赛采取“站点式”“赛道式”考核，考查选手专业领域的基本理论、基本知识、基本技能以及思维能力、医学人文关怀与团队合作等综合素质。教学团队需根据各赛道要求，针对相应考点进行理论和技能培训，解析竞赛日常安排、竞赛规则及竞赛方式。鉴于全国竞赛越来越重视参赛选手的人文关怀与法律法规意识的培养，教师团队在培训的过程中应加强医学相关法律法规知识的教学，同时通过具体案例分析、情景模拟演练以及临床带教等方式，提高选手处理相关医学与法律人文相结合问题的能力。以临床医学专业五年制赛道为例，省赛培训分三阶段进行。第一阶段培训持续 1 个多月，安排在考研前，一般省赛和国赛考核范围一致，培训内容以中国大学生医学技术技能大赛考核范围（临床医学专业五年制赛道用）为中心，进行相关理论知识与临床操作的培训，每 1～2 周组织一次个人赛形式的站点式模拟赛。第二阶段培训同样为 1 个多月，安排在考研后，覆盖全部知识点的同时，结合竞赛已往考题，重点训练难点技能，培养临床思维能力。第三阶段为省赛前 1 个月，组织更频繁的模拟赛，查漏补缺，进行针对性训练，重点培养选手团队协作能力，关注选手心理状态，必要时予以心理干预及疏导。第二、三阶段以团队形式每 1～2 周组织站点式或赛道式模拟赛，实行组间排名，使每次的训练尽可能贴近真实比赛，让参赛的学生们能够提前适应比赛的节奏和体力消耗，从而在比赛前达到最佳状态。

二、参赛流程

(一) 现场报道及领队会议

初赛前一天，各参赛队领队、指导老师和队员应及时前往承办单位，凭有效证件报到，并领取参赛资料、选手编号和比赛证件。各领队应及时参与领队会议，充分了解赛事流程。每支队伍由 4 名参赛选手组成。

(二) 初赛

初赛分为初赛（一）和初赛（二），分别安排在比赛第一天上午和下午。初赛采取“多站式考核”模式，选手应及时到场，参与抽签，并按抽签结果分区参赛，若因选手迟到等原因，视为参赛队放弃本轮比赛。参赛人员需在候场区服从工作人员指挥，按叫号顺序入场比赛。以第十三届浙江省大学生医学技术技能大赛为例，初赛（一）和初赛（二）各有 7 个考核站点，每站点限时 6 分钟，换站时间为 1 分钟，每名队员按照自己的编号顺序完成相应项目。各队初赛（一）、初赛（二）两轮初赛得分的平均分视为初赛得分，按初赛得分排名进入第二天决赛。初赛得分相同者，以初赛（二）成绩高者为先：若仍相同，以初赛（一）、初赛（二）操作总分高者为先。

（三）决赛

决赛采取“赛道式考核”模式，抽签及候场同初赛。以第十三届浙江省大学生医学技术技能大赛为例，决赛共 4 个赛道，每赛道设置 5 个站点，限时 30 分钟。选手需按题卡要求完成相应内容，队员间不可更换次序和题目，队员可以放弃某站点，继续下一站点竞赛，放弃后不得返回前一站点。每赛道各队按 5 站平均分作为决赛得分。

决赛最后得分 = 初赛得分 ×0.2+ 决赛得分 ×0.8。以决赛最后得分作为评奖依据，得分相同者，以决赛得分成绩高者为先：若仍相同，以决赛操作总分高者为先。

第二节　中国大学生医学技术技能大赛参赛准备

一、参赛前期准备（以临床医学专业五年制赛道为例）

区域赛及国赛选手遴选：根据省赛（一般安排 3 月份）中选手的表现和培训老师的推荐，选拔出优秀队员（4～8 人）参加中国大学生医学技术技能大赛华东分区赛训练。本轮培训采取统一上课、定期考核淘汰的形式，对每一位选手的考试成绩、操作速度、操作质量、完成情况、平时练习情况及心理素质、团队合作意识等多方面进行综合评价，同时解析竞赛日常安排、竞赛规则及竞赛方式，由最优秀的 4 名选手组成最终的参赛团队参加区域赛（一般安排在 4 月份）。区域赛晋级后，队伍继续训练，参加中国大学生医学技术技能大赛总决赛（一般安排在 5 月份）。

临床医学技能竞赛培训历时半年余，选手一共经历了三轮选拔淘汰，每轮选拔由多次考核比赛组成，均采取末位淘汰制度，择优选择，最终挑选出四位选手参加全国比赛。

二、参赛流程

（一）现场报道及领队会议

比赛前一天，各参赛队领队、指导老师和队员应及时前往承办单位，凭有效证件报到，并领取参赛资料、选手编号和比赛证件。各领队应及时参与领队会议，充分了解赛事流程。4 名参赛选手包括 3 名正式选手和 1 名候补选手。

（二）竞赛方式（以第十届大学生医学技术技能大赛为例）

1. 华东分区赛 由初赛、复赛、半决赛、决赛四部分组成。每场比赛的优胜队伍晋级至下一场比赛。

（1）初赛 采用多站式，比赛分第一天上午和下午两轮，即初赛（一）和初赛（二），每轮 8 站，共计 16 站。每站由单人或多人配合完成，比赛时间为 7 分钟，裁判评分时间 2 分钟。根据各队初赛（一）和初赛（二）的总成绩排名，前 11 名的队伍进入复赛（主办方参赛队不参与排名，连同每场晋级队伍进入下一场比赛，下同）。

（2）复赛 采用赛道式，在比赛第二天上午进行。每队参赛选手根据题卡要求，单人或多人配合完成。比赛时间 25 分钟，复赛成绩排名（初赛成绩不带入复赛）前 5 名的队伍进入半决赛。

（3）半决赛 采用赛道式，在比赛第二天上午进行。每队参赛选手根据题卡要求，单人或多人配合完成操作。比赛时间 25 分钟，半决赛成绩排名（复赛成绩不带入半决赛）前 3 名的队伍进入决赛。

（4）决赛 采用单站式，在比赛第二天下午进行。每队 4 名参赛选手全部参加比赛。比赛时间 25 分钟，决赛成绩排名（半决赛成绩不带入决赛）前 2 名的队伍获特等奖。华东分区赛获二等奖及以上的队伍进入全国总决赛。

2. 总决赛 由银奖争夺赛、金奖争夺赛和冠军争夺赛三场比赛组成。每场比赛的优胜队伍晋级至下一场比赛。

（1）银奖争夺赛 采取客观结构化临床技能考试（OSCE）的方式进行，分为上午场和下午场两个半场，每个比赛组设置 7 个站点，站点内比赛时间为 8 分钟，换站等候时间为 2 分钟。银奖争夺赛成绩为上、下半场比赛成绩之和，排名前 18 的队伍进入金奖争夺赛。

（2）金奖争夺赛 采取赛道式比赛的方式进行，每组设置 4 站，每轮次 35 分钟，成绩排名前 6 的队伍获得金奖，其中排名前 3 的队伍进入冠军争夺赛。

（3）冠军争夺赛 采取情境式比赛方式进行，每队 4 名选手均上场，每轮次 30 分钟。进入冠军争夺赛的 3 支队伍均获得金奖，并根据各自专业参赛队成绩排名，分别获得各专业赛道冠军、亚军及季军。

第三节 各级别赛事准备工作的差异分析

中国大学生医学技术技能竞赛是面向中国医学专业大学生的全国性竞赛，由中华医学会主办，目的是培养和选拔医学专业人才。本竞赛分省赛、区域赛和国赛三个部分，通过层层选拔，最终在国家级总决赛平台上选择医学技能与理论素质兼优的团队和个人。三级赛事在选手选择、赛制设计、培训要求等方面存在一定差异。

一、选手范围

1. 省赛

参赛选手必须是来自该省属高校的在读本科生或研究生，需要学校推荐和初步选拔产生参赛团队，要求掌握本省指定的临床技能操作。

2. 区域赛

选手来自该区域省份的高校，须在所在省份获得晋级资格，他们的医学知识广度与临床技能娴熟度较省赛更高，在自身的参赛选手挑选上应注重团队配合意识和综合实践能力。

3. 国赛

参赛选手为各区域晋级的队伍，他们具备扎实的医学理论基础知识、熟练且高标准的临床技能，以及较为出色的团队协作精神、决策能力和临场应变能力。此外也具备一定的英语交流能力。

二、难度与深度

随着竞赛层级的提高，理论和技能的难度与复杂程度逐步提高，评分也从规范性向综合能力评判发展，这需要选手有更扎实的知识准备和更熟练的综合运用能力。

1. 省赛

题目难度适中，考核学生基础医学理论知识，技能操作着重基本的临床技能，更侧重对本省常见疾病的诊断和处理。相应评分侧重基础操作的规范性。

2. 区域赛

理论题目难度较大，覆盖面更广，技能测试增加了综合能力的考核，着重对复杂疾病诊断和多学科合作的考查。相应评分注重规范与速度的结合。

3. 国赛

理论题目难度最大，需要广博的知识面，技能测试注重综合运用能力，增加了模拟病例的考核，覆盖全国常见和疑难疾病的治疗技能。相应的评分强调规范、准确、速度、效率的结合。

三、理论水平

1. 省赛

理论考试大纲针对该省医学考试的知识要点，着重考查本省的地方性常见疾病及疾病特点。考试范围相对比较局限。

2. 区域赛

考试大纲增加对本区域多个省份的共性疾病的强调，知识范围扩大到覆盖多个省份数量级的知识面，加入对部分全国性疾病的考察。

3. 国赛

考试大纲完全参照国家医学考试大纲，覆盖全国各地的主要疾病知识点，对疑难病例的理论分析也列入考查范围。需要准确把握国家最新医学理论动态。

四、技能训练

省赛根据本地实际制定分培方案，区域赛增加交叉训练，国赛采用整体化系统训练。培训标准从基础操作规范到追求速度与质量的有机结合。国赛具备更丰富的培训师资和平台。

1. 省赛

省赛的分培方案是指，每个省根据本地区疾病谱、资源情况以及历年赛题情况，会制定一个本省医学生技能训练的分培方案。其主要内容如下。

（1）明确本省赛指定的技能操作项目，这是重点培训内容。

（2）制定各项技能操作的标准化要求和评分细则。

（3）合理安排技能训练的进度，循序渐进。

（4）保障技能培训所需的实训条件和平台。

（5）列出训练中需要使用的实物操作材料、模型等。

（6）指出技能演练中需要注意的关键点或易错点。

（7）提供代表性的模拟赛题供训练参考。

（8）建议选手采取技能自我提高措施。

2. 区域赛

区域赛的交叉训练旨在提高区域赛选手的综合实践水平，增强应对复杂情况的能力。具体可以包含以下几个方面。

（1）交叉学科知识的学习：区域赛的理论考题会涉及多个医学学科领域的知识点，需要选手学习医学交叉学科的相关知识，如神经病学与影像学的结合，内科学与外科学的结合等。

（2）综合诊疗技能的训练：区域赛的技能考核着重复杂病例的诊断和多学科合作，需要训练综合运用不同医学专业知识和技能进行综合诊疗的能力。

（3）团队协作能力的培养：区域赛需要学会不同专业背景的队员进行有效沟通和配合，提高解决复杂病例的团队协作能力。

（4）模拟病例临场对抗训练：设置模拟病例对抗演练来培养学生的临场反应能力、决策能力和团队配合精神。

（5）交流赛区成功经验：与其他赛区的优秀团队进行交流，学习他们的成果。

3. 国赛

国赛的整体化系统训练，即全方位提升选手的医学综合素质的训练，主要做到以下方面。

（1）全面系统的技能训练：国赛的技能测试覆盖各个医学专业领域，需要进行全面的系统训练，熟练掌握各类疾病的诊疗技能。

（2）知识体系的全面复习：通过知识图谱的构建，充分复习掌握医学知识的系统框架，并对易混知识点进行区分记忆。

（3）考核方向的研判预测：研读历年赛题和考核趋势，预测考试可能的方向并有针对性地进行知识点突破。

（4）综合能力提升训练：组织综合性病例训练，强化逻辑思维、团队协作、抗压能力、创新应变等综合能力。

（5）实施国家队集训模式：采用集中统一管理、固定教练指导的国家队训练模式，进行系统、规范的训练。

（6）安排名师密集辅导：国内顶尖医学专家进行示范操作和理论讲解，给予点拨。

（7）提供高水平平台保障：利用国内一流的医学院校、医院等训练平台进行常态化高水平训练。

五、评委体系

评委的范围和代表性随竞赛等级提高而不断扩大，需要与赛事规模相匹配的知识范畴。从本省到全国，更高层级赛事对评委的系统化、全局化综合素质要求更高。

1. 省赛

评委都是来自省内的专家学者，多为省内顶级医院资深医生及医学院校教授，评委的选择更注重本省医疗水平和近年赛题方向。

2. 区域赛

评委来自不同省份，包括省内专家、其他省区选派评委、区域内医学权威人士，评委的选择更关注区域交叉问题。

3. 国赛

评委均为国家级的权威专家，涵盖全国顶尖医学院校和医院的专家，评委的选择更注重能够全面系统地评判。

六、质量监控

随着竞赛层级的提高，质量监控越来越规范和完善。

1. 省赛

在质量监控相对简单，着重完整的程序过程，主要监控赛题设置及组织流程的规范性，监控人员多为省内专家。

2. 区域赛

在质量监控上更为全面系统，主要加强对赛题难度、考核方案的科学性监控，监控人员涵盖区域多个省份专家。

3. 国赛

在质量监控上标准极高，监控流程完善，可达到国际先进水平。成立监督专家团队，针对赛题设置、考核方案、组织流程、设备等各方面进行全流程监督，确保考核的客观公正性。

七、其他

在赛制学习上，省赛准备阶段可以借鉴省里历年高水平选手的经验，区域赛则着重吸收其他省区经验，而国赛需要充分汲取历年国赛获奖选手的优秀经验。随着赛事层级的提高，与高水平团队交流讨论的机会也会增加，应当充分利用每一次参赛的机会，学习优秀的备赛与参赛经验。

第五章

历年省赛、区域赛、国赛的竞赛情况

全国高等医学院校大学生临床技能竞赛自2010年启动以来，已成功举办了十届。参赛高校数量由最初的19所扩展到如今的211所，覆盖了国内近91%的医学院校。大赛在推进医学教育创新发展方面发挥了积极作用，见证了医学人才培养工作的高质量发展。

第一节　历届省赛、区域赛、国赛参赛队伍情况

除受特殊时期如疫情等不可抗力因素影响外，各级别大学生医学技术技能大赛基本每年举办一次。回顾历年各级别竞赛情况，赛事规模逐年增大，参赛队伍逐年增多，而各级别竞赛金奖名额相对固定。表5-1、表5-2总结了近几年临床医学与中医学赛道各级别竞赛参赛队伍及获奖情况。

表5-1　2017—2023年临床医学赛道各级别竞赛参赛队伍及获奖情况

时间	届数	竞赛级别	参赛队伍	获奖情况
2023年	第十三届	浙江省省赛	43支	金奖6项、银奖14项、铜奖23项
2022年	第十二届	浙江省省赛	40支	金奖6项、银奖14项、铜奖20项
2021年	第十一届	浙江省省赛	41支	金奖6项、银奖14项、铜奖21项
	第十届	华东区域赛	46支	12支队伍晋级全国总决赛
	第十届	国赛	42支	金奖6名(冠军1名，亚军1名，季军1名)，银奖12名，铜奖24名
2019年	第十届	浙江省省赛	41支	金奖6项、银奖14项、铜奖21项
2018年	第九届	浙江省省赛	41支	金奖6项、银奖14项、铜奖21项
	第九届	华东区域赛	33支	13支队伍晋级全国总决赛
	第九届	国赛	42支	特等奖3名，一等奖5名，二等奖12名，三等奖22名
2017年	第八届	浙江省省赛	41支	金奖6项、银奖14项、铜奖21项
	第八届	华东区域赛	29支	11支队伍晋级全国总决赛
	第八届	国赛	42支	特等奖3名，一等奖5名，二等奖12名，三等奖22名

表 5-2 2021—2023 年中医学赛道各级别竞赛参赛队伍及获奖情况

时间	届数	竞赛级别	参赛队伍	获奖情况
2023 年	第十三届	浙江省省赛	20 支	金奖 2 项、银奖 6 项、铜奖 12 项
2022 年	第十二届	浙江省省赛	19 支	金奖 2 项、银奖 6 项、铜奖 11 项
	第十一届（中医首届）	浙江省省赛	16 支	金奖 2 项、银奖 5 项、铜奖 9 项
2021 年	第十届（中医首届）	预选赛	50 支	20 支队伍晋级全国总决赛
	第十届（中医首届）	国赛	20 支	金奖 3 名（冠军 1 名，季军 1 名，亚军 1 名），银奖 6 名，铜奖 11 名

第二节 历届省赛、区域赛、国赛竞赛形式及竞赛内容情况

回顾历届省赛、区域赛、国赛，各级别竞赛考核内容相对固定。临床医学专业赛道考核内容以内科、外科、妇产科、儿科为主，通过采用仿真模拟教学模型和标准化病人，使竞赛题目高度贴近真实临床情景，从而全面评判学生的临床思维和理论实践结合能力。这不仅考查学生的基本技能，更检验了学生的临床决策能力、团队合作、医患沟通、心理素质等综合素质。

中医学专业赛道的考核内容基本围绕中医基本理论与知识、中医诊断技能、中药知识与技能、方剂知识与运用、针灸技能、推拿技能、中医外科等展开，全面考查学生的理论知识与技能掌握情况。

在竞赛形式上，临床医学专业赛道各级别竞赛多采用多站式、赛道式和单站式结合的方式，中医学专业赛道各级别竞赛采取了理论和技能竞赛相结合的方式。表 5-3、表 5-4 总结了近几年临床医学与中医学赛道各级别竞赛形式及竞赛内容情况。

表 5-3 2017—2023 年临床医学赛道各级别竞赛形式及竞赛内容

时间	届数	竞赛级别	竞赛形式	竞赛内容
2023 年	第十三届	浙江省省赛	多站式、赛道式	内科、外科、妇产科、儿科、骨科、急救、护理等专科内容
2022 年	第十二届	浙江省省赛	线上线下结合 OSCE 形式	内科、外科、妇产科、儿科、骨科、急救、护理等专科内容
	第十一届	浙江省省赛	多站式、赛道式	
2021 年	第十届	华东区域赛	多站式、赛道式、单站式	内科、外科、妇产科、儿科、骨科、急救、护理等专科内容
	第十届	国赛	站点式、赛道式、单站式	
2019 年	第十届	浙江省省赛	多站式、赛道式	内科、外科、妇产科、儿科、神经、感染、急救、耳鼻咽喉、皮肤、护理等科目
	第九届	浙江省省赛	多站式、赛道式	
2018 年	第九届	华东区域赛	站点式、赛道式、单站式	内科、外科、妇产科、儿科、神经、感染、急救、耳鼻咽喉、皮肤、护理等科目
	第九届	国赛	赛道式	

续表

时间	届数	竞赛级别	竞赛形式	竞赛内容
2017年	第八届	浙江省省赛	多站式、赛道式	内科、外科、妇产科、儿科、急救医学、护理、眼科、耳鼻咽喉、皮肤科等临床多个学科
	第八届	华东区域赛	站点式、赛道式、单站式	
	第八届	国赛	赛道式	

表5-4　2021—2023年中医学赛道各级别竞赛形式及竞赛内容

时间	届数	竞赛级别	竞赛形式	竞赛内容
2023年	第十三届	浙江省省赛	理论和技能竞赛	中医诊断、中药与方剂，针灸推拿等专业知识与技能
2022年	第十二届	浙江省省赛	理论和技能竞赛	中医诊断、中药学、方剂学、针灸、推拿、急救技能等多项理论知识与技能
2021年	第十一届（中医首届）	浙江省省赛	理论和技能竞赛	中医诊断技能、中药知识与技能、方剂知识与运用、针灸技能、推拿技能、急救技能等多项理论知识与技能
	第十届（中医首届）	预选赛	理论和技能竞赛	中医诊断技能、方剂与中药知识技能、针灸技能、推拿技能、中医外科技能、中医急救技能等多项理论知识与技能
	第十届（中医首届）	国赛	站点式、赛道式、单站式	中医基本理论与知识、中医诊断技能、中药知识与技能、方剂知识与运用、针灸技能、推拿技能、中医外科等内容

第六章

竞赛示例

第一节　内科基本技能操作规程及评分标准（含模拟竞赛示例）

一、内科病史采集要点

【学习目标】

1. 掌握常见症状问诊的相关知识。
2. 掌握内科相关体格检查方法。
3. 了解问诊与体格检查的注意事项。

【教学方法】

1. 应用多媒体视频教学。
2. 在 SP 病人或教学模型上对体格检查内容进行讲解与示范。

（一）常见症状问诊

问诊评分标准见表 6-1～表 6-22。

6101

表 6-1　发热问诊评分标准

项目	内容及评分标准	满分	得分
准备	向患者问好，自我介绍	2.5	
	态度友好、诚恳、热情，说话清晰	2.5	
一般项目	姓名，性别，年龄，职业，文化程度，籍贯，出生地，住址，民族，婚姻	5	
主诉	最主要的症状及持续时间	10	
现病史	1.发病时间，发病情况：急、缓，病程长短	3	
	2.病因或诱因：受凉、不洁饮食、输血、药物、工作环境	5	

续表

项目	内容及评分标准		满分	得分
现病史	3.主要症状	程度：最高体温	2	
		热型：体温上升情况、高峰情况、平台时间、波动情况、下降情况	5	
		缓解因素：自然缓解、退热药物、激素、物理降温等	2	
		加重因素：午后发热、高温环境、脱水等	2	
	4.病情的发展与演变：加重及减轻，有无发热间隔		3	
	5.伴随症状：畏寒、寒战、大汗或盗汗、咳嗽、咳痰、咯血、胸痛、恶心、呕吐、腹痛、腹泻、黄疸、尿频、尿急、尿痛、皮疹、出血、头痛、肌肉痛、关节痛、昏迷等		10	
	6.诊治经过：有无就诊，是否做过检查和治疗，使用过的药物及其剂量、疗程、疗效		8	
	7.一般情况：精神状态、食欲、睡眠、大小便情况、体重改变		5	
既往史	既往健康情况，有无高血压、糖尿病、冠心病等慢性疾病；有无乙肝、肺结核、伤寒等传染病史；有无药物、食物过敏史，有无手术、输血、外伤史，有无类似疾病、预防接种史		6	
个人史	职业特点、疫水接触史、毒物接触史、烟酒嗜好、居住环境、冶游史		3	
月经史	月经初潮年龄、月经周期、经期天数、末次月经日期（若已经闭经需询问闭经年龄）、月经是否规律、是否痛经		3	
婚育史	婚姻状况，结婚年龄，生育状况，初产年龄，配偶、子女健康状况		3	
家族史	父母、兄弟姐妹健康情况，有无遗传性或家族性疾病		3	
沟通	与患者讨论结果，下一步检查和初步处理意见		3	
问诊技巧	1.提问的条理性		3	
	2.无诱导性提问、诘难性提问、连续性提问		3	
	3.不用医学名词或术语提问，如果使用术语，必须立即向患者解释		2	
	4.询问者注意聆听，不轻易打断患者讲话		2	
	5.谦虚礼貌，尊重患者，对患者有友好的眼神，体谅及鼓励的语言		2	
	6.问诊结束时，谢谢患者合作		2	
总分			100	

表6-2 皮肤黏膜出血问诊评分标准

项目	内容及评分标准	满分	得分
准备	向患者问好，自我介绍	2.5	
	态度友好、诚恳、热情，说话清晰	2.5	
一般项目	姓名，性别，年龄，职业，文化程度，籍贯，出生地，住址，民族，婚姻	5	
主诉	最主要的症状及持续时间	10	

续表

<table>
<tr><th>项目</th><th colspan="2">内容及评分标准</th><th>满分</th><th>得分</th></tr>
<tr><td rowspan="11">现病史</td><td colspan="2">1.发病时间、发病情况（缓急）、病程长短</td><td>3</td><td></td></tr>
<tr><td colspan="2">2.病因或诱因：外伤、感染、过敏（进食异种蛋白）、其他疾病、药物</td><td>5</td><td></td></tr>
<tr><td rowspan="5">3.主要症状</td><td>类型：出血直径多大、是否高出皮肤、颜色、按压后改变情况、是否有鼻出血、牙龈出血、积血</td><td>3</td><td></td></tr>
<tr><td>部位和性质：肌肉、关节、黑便、血尿</td><td>2</td><td></td></tr>
<tr><td>出血的急缓：损伤后立即出血、经常性出血、间歇性出血、一过性出血、暴发性出血、延迟性出血</td><td>3</td><td></td></tr>
<tr><td>缓解因素：年龄、药物、去除过敏原等</td><td>2</td><td></td></tr>
<tr><td>加重因素：外伤、手术、穿刺和注射，应用抗凝剂、溶栓剂和影响血小板数量和功能的药物等</td><td>3</td><td></td></tr>
<tr><td colspan="2">4.病情的发展与演变：加重或减轻，频次的增多或减少</td><td>4</td><td></td></tr>
<tr><td colspan="2">5.伴随症状：关节痛和关节畸形、腹痛、血尿、黄疸、牙龈肿胀、发热、咯血、皮肤苍白、乏力、头晕、眼花、耳鸣、记忆力下降</td><td>10</td><td></td></tr>
<tr><td colspan="2">6.诊治经过：有无就诊，诊断过什么疾病，是否做过检查和治疗，使用过的药物及其剂量、疗程和疗效</td><td>6</td><td></td></tr>
<tr><td colspan="2">7.一般情况：精神状态、食欲、睡眠、大小便情况、体重改变</td><td>5</td><td></td></tr>
<tr><td>既往史</td><td colspan="2">既往健康情况，有无高血压、糖尿病、冠心病等慢性疾病；有无乙肝、肺结核、伤寒等传染病史；有无药物、食物过敏史，有无手术、输血、外伤史，有无类似疾病、预防接种史</td><td>6</td><td></td></tr>
<tr><td>个人史</td><td colspan="2">职业特点、疫水接触史、毒物接触史、烟酒嗜好、居住环境、冶游史</td><td>3</td><td></td></tr>
<tr><td>月经史</td><td colspan="2">月经初潮年龄、月经周期、经期天数、末次月经日期（若已经闭经需询问闭经年龄）、月经是否规律、是否痛经</td><td>3</td><td></td></tr>
<tr><td>婚育史</td><td colspan="2">婚姻状况，结婚年龄，生育状况，初产年龄，配偶、子女健康状况</td><td>2</td><td></td></tr>
<tr><td>家族史</td><td colspan="2">父母、兄弟姐妹健康情况，有无遗传性或家族性疾病</td><td>3</td><td></td></tr>
<tr><td>沟通</td><td colspan="2">与患者讨论结果，下一步检查和初步处理意见</td><td>3</td><td></td></tr>
<tr><td rowspan="6">问诊技巧</td><td colspan="2">1.提问的条理性</td><td>3</td><td></td></tr>
<tr><td colspan="2">2.无诱导性提问、诘难性提问、连续性提问</td><td>3</td><td></td></tr>
<tr><td colspan="2">3.不用医学名词或术语提问，如果使用术语，必须立即向患者解释</td><td>2</td><td></td></tr>
<tr><td colspan="2">4.询问者注意聆听，不轻易打断患者讲话</td><td>2</td><td></td></tr>
<tr><td colspan="2">5.谦虚礼貌，尊重患者，对患者有友好的眼神，体谅及鼓励的语言</td><td>2</td><td></td></tr>
<tr><td colspan="2">6.问诊结束时，谢谢患者合作</td><td>2</td><td></td></tr>
<tr><td>总分</td><td colspan="2"></td><td>100</td><td></td></tr>
</table>

表6-3 水肿问诊评分标准

项目	内容及评分标准	满分	得分
准备	向患者问好，自我介绍	2.5	
	态度友好、诚恳、热情，说话清晰	2.5	
一般项目	姓名，性别，年龄，职业，文化程度，籍贯，出生地，住址，民族，婚姻	5	
主诉	最主要的症状及持续时间	10	

续表

项目	内容及评分标准	满分	得分
现病史	1.发病时间、发病情况（缓急）、病程长短	3	
	2.病因或诱因：受凉、劳累、呼吸道感染、药物、大量输液	5	
	3.主要症状的特点：部位（全身/局部），性质（凹陷性/非凹陷性），持续时间，程度，水肿的起始部位，与药物、饮食、月经和妊娠的关系，缓解因素（抬高患肢、利尿），加重因素（久站久卧、朝一侧卧、高钠饮食）	10	
	4.病情的发展与演变：加重或减轻	2	
	5.伴随症状：咳嗽咳痰、咯血、胸痛、心悸、气促、头晕、头痛、失眠、腹胀、腹痛、食欲下降、体重变化、尿量改变、尿液性状改变（蛋白尿）	12	
	6.诊治经过：有无就诊，诊断过什么疾病，是否做过检查和治疗，使用过的药物及其剂量、疗程、疗效	7	
	7.一般情况：精神状态、食欲、睡眠、大小便情况、体重改变	6	
既往史	既往健康情况，有无高血压、糖尿病、冠心病等慢性疾病；有无乙肝、肺结核、伤寒等传染病史；有无药物、食物过敏史，有无手术、输血、外伤史，有无类似疾病、预防接种史	6	
个人史	职业特点、疫水接触史、毒物接触史、烟酒嗜好、居住环境、冶游史	3	
月经史	月经初潮年龄、月经周期、经期天数、末次月经日期（若已经闭经需询问闭经年龄）、月经是否规律、是否痛经	3	
婚育史	婚姻状况，结婚年龄，生育状况，初产年龄，配偶、子女健康状况	2	
家族史	父母、兄弟姐妹健康情况，有无遗传性或家族性疾病	3	
沟通	与患者讨论结果，下一步检查和初步处理意见	3	
问诊技巧	1.提问的条理性	3	
	2.无诱导性提问、诘难性提问、连续性提问	3	
	3.不用医学名词或术语提问，如果使用术语，必须立即向患者解释	3	
	4.询问者注意聆听，不轻易打断患者讲话	2	
	5.谦虚礼貌，尊重患者，对患者有友好的眼神，体谅及鼓励的语言	2	
	6.问诊结束时，谢谢患者合作	2	
总分		100	

表 6-4　咳嗽咳痰问诊评分标准

项目	内容及评分标准	满分	得分
准备	向患者问好，自我介绍	2.5	
	态度友好、诚恳、热情，说话清晰	2.5	
一般项目	姓名，性别，年龄，职业，文化程度，籍贯，出生地，住址，民族，婚姻	5	
主诉	最主要的症状及持续时间	10	

续表

<table>
<tr><th>项目</th><th colspan="2">内容及评分标准</th><th>满分</th><th>得分</th></tr>
<tr><td rowspan="10">现病史</td><td colspan="2">1.发病时间、发病情况（缓急）、病程长短</td><td>3</td><td></td></tr>
<tr><td colspan="2">2.病因或诱因：受凉、天气变化、劳累、饮酒、过敏、药物</td><td>6</td><td></td></tr>
<tr><td rowspan="4">3.主要症状</td><td>咳嗽的时间与规律：有无晨起加重及夜间咳嗽，与季节的关系，异味是否加剧咳嗽</td><td>3</td><td></td></tr>
<tr><td>咳嗽的性质：干咳或湿咳，单声咳或连续性咳</td><td>2</td><td></td></tr>
<tr><td>咳嗽的音色：咳嗽声音嘶哑、低微或无力，金属音或鸡鸣样咳嗽，发作性咳嗽等</td><td>2</td><td></td></tr>
<tr><td>痰的颜色、性状、量、气味</td><td>4</td><td></td></tr>
<tr><td colspan="2">4.病情的发展与演变：加重或减轻，频次的增多或减少</td><td>4</td><td></td></tr>
<tr><td colspan="2">5.伴随症状：发热、胸痛、呼吸困难、咯血、大量脓痰、哮鸣音、杵状指、盗汗、乏力纳差、心悸、上腹痛、反酸、头痛、流涕</td><td>8</td><td></td></tr>
<tr><td colspan="2">6.诊治经过：有无就诊，诊断过什么疾病，是否做过检查和治疗，使用过的药物及其剂量、疗程、疗效</td><td>7</td><td></td></tr>
<tr><td colspan="2">7.一般情况：精神状态、食欲、睡眠、大小便情况、体重改变</td><td>6</td><td></td></tr>
<tr><td>既往史</td><td colspan="2">既往健康情况，有无高血压、糖尿病、冠心病等慢性疾病；有无乙肝、肺结核、伤寒等传染病史；有无药物、食物过敏史，有无手术、输血、外伤史，有无类似疾病、预防接种史</td><td>6</td><td></td></tr>
<tr><td>个人史</td><td colspan="2">职业特点、疫水接触史、毒物接触史、烟酒嗜好、居住环境、冶游史</td><td>3</td><td></td></tr>
<tr><td>月经史</td><td colspan="2">月经初潮年龄、月经周期、经期天数、末次月经日期（若已经闭经需询问闭经年龄）、月经是否规律、是否痛经</td><td>3</td><td></td></tr>
<tr><td>婚育史</td><td colspan="2">婚姻状况，结婚年龄，生育状况，初产年龄，配偶、子女健康状况</td><td>2</td><td></td></tr>
<tr><td>家族史</td><td colspan="2">父母、兄弟姐妹健康情况，有无遗传性或家族性疾病</td><td>3</td><td></td></tr>
<tr><td>沟通</td><td colspan="2">与患者讨论结果，下一步检查和初步处理意见</td><td>3</td><td></td></tr>
<tr><td rowspan="6">问诊技巧</td><td colspan="2">1.提问的条理性</td><td>3</td><td></td></tr>
<tr><td colspan="2">2.无诱导性提问、诘难性提问、连续性提问</td><td>3</td><td></td></tr>
<tr><td colspan="2">3.不用医学名词或术语提问，如果使用术语，必须立即向患者解释</td><td>3</td><td></td></tr>
<tr><td colspan="2">4.询问者注意聆听，不轻易打断患者讲话</td><td>2</td><td></td></tr>
<tr><td colspan="2">5.谦虚礼貌，尊重患者，对患者有友好的眼神，体谅及鼓励的语言</td><td>2</td><td></td></tr>
<tr><td colspan="2">6.问诊结束时，谢谢患者合作</td><td>2</td><td></td></tr>
<tr><td>总分</td><td colspan="2"></td><td>100</td><td></td></tr>
</table>

表6-5 咯血问诊评分标准

项目	内容及评分标准	满分	得分
准备	向患者问好，自我介绍	2.5	
	态度友好、诚恳、热情，说话清晰	2.5	
一般项目	姓名，性别，年龄，职业，文化程度，籍贯，出生地，住址，民族，婚姻	5	
主诉	最主要的症状及持续时间	10	
现病史	1.发病时间、发病情况（缓急）、病程长短	3	
	2.病因与诱因：受凉、劳累、饮酒	3	
	3.主要症状的特点：咯血颜色、每次咯血量、日咯血总量、咯血频率、血中是否有夹杂物	5	
	4.病情的发展与演变：加重或减轻，频次的增多或减少，咯血方式	6	

续表

项目	内容及评分标准	满分	得分
现病史	5.伴随症状：发热、盗汗、胸痛、咳痰、心悸、大汗、呼吸困难、恶心呕吐、皮肤黏膜出血、月经量、上腹痛、黄疸、杵状指	12	
	6.诊治经过：有无就诊，诊断过什么疾病，是否做过检查和治疗，使用过的药物及其剂量、疗程、疗效	7	
	7.一般情况：精神状态、食欲、睡眠、大小便情况、体重改变	4	
既往史	既往健康情况，有无高血压、糖尿病、冠心病等慢性疾病；有无乙肝、肺结核、伤寒等传染病史；有无药物、食物过敏史，有无手术、输血、外伤史，有无类似疾病、预防接种史	10	
个人史	职业特点、疫水接触史、毒物接触史、烟酒嗜好、居住环境、冶游史	4	
月经史	月经初潮年龄、月经周期、经期天数、末次月经日期（若已经闭经需询问闭经年龄）、月经是否规律、是否痛经	3	
婚育史	婚姻状况，结婚年龄，生育状况，初产年龄，配偶、子女健康状况	2	
家族史	父母、兄弟姐妹健康情况，有无遗传性或家族性疾病	3	
沟通	与患者讨论结果，下一步检查和初步处理意见	3	
问诊技巧	1.提问的条理性	2	
	2.无诱导性提问、诘难性提问、连续性提问	3	
	3.不用医学名词或术语提问，如果使用术语，必须立即向患者解释	3	
	4.询问者注意聆听，不轻易打断患者讲话	2	
	5.谦虚礼貌，尊重患者，对患者有友好的眼神，体谅及鼓励的语言	3	
	6.问诊结束时，谢谢患者合作	2	
总分		100	

表6-6　胸痛问诊评分标准

项目	内容及评分标准	满分	得分
准备	向患者问好，自我介绍	2.5	
	态度友好、诚恳、热情，说话清晰	2.5	
一般项目	姓名，性别，年龄，职业，文化程度，籍贯，出生地，住址，民族，婚姻	5	
主诉	最主要的症状及持续时间	10	
现病史	1.发病时间、发病情况（缓急）、病程长短	3	
	2.病因或诱因：劳累、运动、精神紧张、外伤、感染、药物和食物	5	
	3.主要症状的特点：部位，程度（隐痛、轻度、中度、剧痛），性质，持续时间，与活动的关系，是否有放射性疼痛，缓解因素（进食、硝酸酯类药物等），加重因素（活动，咳嗽、深呼吸等）	12	
	4.病情的发展与演变：加重或减轻，发作频率及持续时间	2	
	5.伴随症状：咳嗽咳痰、发热、呼吸困难、咯血、心悸、面色苍白、大汗、血压下降、休克、呕吐、吞咽困难、皮疹、压痛、腹痛、呃逆、出血	10	
	6.诊治经过：有无就诊，诊断过什么疾病，是否做过检查和治疗，使用过的药物及其剂量、疗程、疗效	7	
	7.一般情况：精神状态、食欲、睡眠、大小便情况、体重改变	6	
既往史	既往健康情况，有无高血压、糖尿病、冠心病等慢性疾病；有无乙肝、肺结核、伤寒等传染病史；有无药物、食物过敏史，有无手术、输血、外伤史，有无类似疾病、预防接种史	6	
个人史	职业特点、疫水接触史、毒物接触史、烟酒嗜好、居住环境、冶游史	3	

续表

项目	内容及评分标准	满分	得分
月经史	月经初潮年龄、月经周期、经期天数、末次月经日期（若已经闭经需询问闭经年龄）、月经是否规律、是否痛经	3	
婚育史	婚姻状况，结婚年龄，生育状况，初产年龄，配偶、子女健康状况	2	
家族史	父母、兄弟姐妹健康情况，有无遗传性或家族性疾病	3	
沟通	与患者讨论结果，下一步检查和初步处理意见	3	
问诊技巧	1.提问的条理性	2	
	2.无诱导性提问、诘难性提问、连续性提问	3	
	3.不用医学名词或术语提问，如果使用术语，必须立即向患者解释	3	
	4.询问者注意聆听，不轻易打断患者讲话	2	
	5.谦虚礼貌，尊重患者，对患者有友好的眼神，体谅及鼓励的语言	3	
	6.问诊结束时，谢谢患者合作	2	
总分		100	

表6-7 呼吸困难问诊评分标准

项目	内容及评分标准	满分	得分
准备	向患者问好，自我介绍	2.5	
	态度友好、诚恳、热情，说话清晰	2.5	
一般项目	姓名，性别，年龄，职业，文化程度，籍贯，出生地，住址，民族，婚姻	5	
主诉	最主要的症状及持续时间	10	
现病史	1.发病时间、发病情况（缓急）、病程长短	3	
	2.病因或诱因：胸部外伤、剧烈运动、剧烈咳嗽、吸入刺激性气体、呼吸道感染、情绪激动、药物	5	
	3.主要症状的特点：吸气性/呼气性/混合性，持续时间，程度（活动后、端坐呼吸、夜间阵发性呼吸困难），缓解因素（立位、休息、强心利尿、吸入支气管扩张剂），加重因素（活动、平卧、补液等）	12	
	4.病情的发展与演变：加重或减轻，发作频率及持续时间	2	
	5.伴随症状：咳嗽咳痰、发热、胸痛、咯血、哮鸣音、意识障碍、心悸、浮肿、头晕、乏力纳差、焦虑、手脚麻木、抽搐	10	
	6.诊治经过：有无就诊，诊断过什么疾病，是否做过检查和治疗，使用过的药物及其剂量、疗程、疗效	7	
	7.一般情况：精神状态、食欲、睡眠、大小便情况、体重改变	6	
既往史	既往健康情况，有无高血压、糖尿病、冠心病等慢性疾病；有无乙肝、肺结核、伤寒等传染病史；有无药物、食物过敏史，有无手术、输血、外伤史，有无类似疾病、预防接种史	6	
个人史	职业特点、疫水接触史、毒物接触史、烟酒嗜好、居住环境、冶游史	3	
月经史	月经初潮年龄、月经周期、经期天数、末次月经日期（若已经闭经需询问闭经年龄）、月经是否规律、是否痛经	3	
婚育史	婚姻状况，结婚年龄，生育状况，初产年龄，配偶、子女健康状况	2	
家族史	父母、兄弟姐妹健康情况，有无遗传性或家族性疾病	3	
沟通	与患者讨论结果，下一步检查和初步处理意见	3	

续表

项目	内容及评分标准	满分	得分
问诊技巧	1.提问的条理性	3	
	2.无诱导性提问、诘难性提问、连续性提问	3	
	3.不用医学名词或术语提问，如果使用术语，必须立即向患者解释	3	
	4.询问者注意聆听，不轻易打断患者讲话	2	
	5.谦虚礼貌，尊重患者，对患者有友好的眼神，体谅及鼓励的语言	2	
	6.问诊结束时，谢谢患者合作	2	
总分		100	

表6-8　心悸问诊评分标准

项目	内容及评分标准	满分	得分
准备	向患者问好，自我介绍	2.5	
	态度友好、诚恳、热情，说话清晰	2.5	
一般项目	姓名，性别，年龄，职业，文化程度，籍贯，出生地，住址，民族，婚姻	5	
主诉	最主要的症状及持续时间	10	
现病史	1.发病时间、发病情况（缓急）、病程长短	3	
	2.病因或诱因：劳累、精神紧张、刺激、浓茶、咖啡、饮酒、药物	7	
	3.主要症状的特点：快/慢，有无停搏早搏、其他的心悸感，阵发/持续，发作频率，持续时间，与注意力集中是否有关，缓解因素，加重因素	10	
	4.病情的发展与演变：加重或减轻，发作频率及持续时间	2	
	5.伴随症状：心前区疼痛、发热、晕厥和抽搐、贫血、呼吸困难、消瘦、多汗、失眠、焦虑	9	
	6.诊治经过：有无就诊，诊断过什么疾病，是否做过检查和治疗，使用过的药物及其剂量、疗程、疗效	8	
	7.一般情况：精神状态、食欲、睡眠、大小便情况、体重改变	6	
既往史	既往健康情况，有无高血压、糖尿病、冠心病等慢性疾病；有无乙肝、肺结核、伤寒等传染病史；有无药物、食物过敏史，有无手术、输血、外伤史，有无类似疾病、预防接种史	6	
个人史	职业特点、疫水接触史、毒物接触史、烟酒嗜好、居住环境、冶游史	3	
月经史	月经初潮年龄、月经周期、经期天数、末次月经日期（若已经闭经需询问闭经年龄）、月经是否规律、是否痛经	3	
婚育史	婚姻状况，结婚年龄，生育状况，初产年龄，配偶、子女健康状况	2	
家族史	父母、兄弟姐妹健康情况，有无遗传性或家族性疾病	3	
沟通	与患者讨论结果，下一步检查和初步处理意见	3	
问诊技巧	1.提问的条理性	2	
	2.无诱导性提问、诘难性提问、连续性提问	3	
	3.不用医学名词或术语提问，如果使用术语，必须立即向患者解释	3	
	4.询问者注意聆听，不轻易打断患者讲话	2	
	5.谦虚礼貌，尊重患者，对患者有友好的眼神，体谅及鼓励的语言	3	
	6.问诊结束时，谢谢患者合作	2	
总分		100	

表 6-9　恶心与呕吐问诊评分标准

项目	内容及评分标准	满分	得分
准备	向患者问好，自我介绍	2.5	
	态度友好、诚恳、热情，说话清晰	2.5	
一般项目	姓名，性别，年龄，职业，文化程度，籍贯，出生地，住址，民族，婚姻	5	
主诉	最主要的症状及持续时间	10	
现病史	1.发病时间、发病情况（缓急）、病程长短	3	
	2.病因或诱因：体位、进食、药物、精神因素、咽部刺激	5	
	3.主要症状的特点：呕吐的时间、发作频率、持续时间、严重程度、呕吐方式、与饮食的关系、呕吐物的特征性状及气味、呕吐物的量、缓解因素、加重因素	10	
	4.病情的发展与演变：加重或减轻，频次的增多或减少，呕吐方式的变化	5	
	5.伴随症状：腹痛、腹泻、发热、寒战、黄疸、头痛、眩晕、视物旋转、停经	8	
	6.诊治经过：有无就诊，诊断过什么疾病，是否做过检查和治疗，使用过的药物及其剂量、疗程、疗效	8	
	7.一般情况：精神状态、食欲、睡眠、大小便情况、体重改变	6	
既往史	既往健康情况，有无高血压、糖尿病、冠心病等慢性疾病；有无乙肝、肺结核、伤寒等传染病史；有无药物、食物过敏史，有无手术、输血、外伤史，有无类似疾病、预防接种史	6	
个人史	职业特点、疫水接触史、毒物接触史、烟酒嗜好、居住环境、冶游史	3	
月经史	月经初潮年龄、月经周期、经期天数、末次月经日期（若已经闭经需询问闭经年龄）、月经是否规律、是否痛经	3	
婚育史	婚姻状况，结婚年龄，生育状况，初产年龄，配偶、子女健康状况	2	
家族史	父母、兄弟姐妹健康情况，有无遗传性或家族性疾病	3	
沟通	与患者讨论结果，下一步检查和初步处理意见	3	
问诊技巧	1.提问的条理性	2	
	2.无诱导性提问、诘难性提问、连续性提问	3	
	3.不用医学名词或术语提问，如果使用术语，必须立即向患者解释	3	
	4.询问者注意聆听，不轻易打断患者讲话	2	
	5.谦虚礼貌，尊重患者，对患者有友好的眼神，体谅及鼓励的语言	3	
	6.问诊结束时，谢谢患者合作	2	
总分		100	

表 6-10　呕血问诊评分标准

项目	内容及评分标准	满分	得分
准备	向患者问好，自我介绍	2.5	
	态度友好、诚恳、热情，说话清晰	2.5	
一般项目	姓名，性别，年龄，职业，文化程度，籍贯，出生地，住址，民族，婚姻	5	
主诉	最主要的症状及持续时间	10	
现病史	1.发病时间、发病情况（缓急）、病程长短	3	
	2.病因或诱因：受凉、劳累、饮酒、服用非甾体类和抗凝药等特殊药物或毒物、大手术等	4	
	3.主要症状的特点：呕血颜色和性状、每次呕血量、日呕血总量、呕血频率、血中是否有夹杂物	5	

续表

项目	内容及评分标准	满分	得分
现病史	4.病情的发展与演变：加重或减轻，呕血方式，频次的增多或减少	5	
	5.伴随症状：上腹不适、黑便、恶心、呕吐、腹痛、腹胀、反酸、嗳气、消瘦、心悸、大汗、面色苍白、尿频、黄疸、皮肤黏膜出血、头晕、黑蒙、口渴	13	
	6.诊治经过：有无就诊，诊断过什么疾病，是否做过检查和治疗，使用过的药物及其剂量、疗程、疗效	8	
	7.一般情况：精神状态、食欲、睡眠、大小便情况、体重改变	7	
既往史	既往健康情况，有无高血压、糖尿病、冠心病等慢性疾病；有无乙肝、肺结核、伤寒等传染病史；有无药物、食物过敏史，有无手术、输血、外伤史，有无类似疾病、预防接种史	7	
个人史	职业特点、疫水接触史、毒物接触史、烟酒嗜好、居住环境、冶游史	2	
月经史	月经初潮年龄、月经周期、经期天数、末次月经日期（若已经闭经需询问闭经年龄），月经是否规律，是否痛经	3	
婚育史	婚姻状况，结婚年龄，生育状况，初产年龄，配偶、子女健康状况	2	
家族史	父母、兄弟姐妹健康情况，有无遗传性或家族性疾病	3	
沟通	与患者讨论结果，下一步检查和初步处理意见	3	
问诊技巧	1.提问的条理性	2	
	2.无诱导性提问、诘难性提问、连续性提问	3	
	3.不用医学名词或术语提问，如果使用术语，必须立即向患者解释	3	
	4.询问者注意聆听，不轻易打断患者讲话	2	
	5.谦虚礼貌，尊重患者，对患者有友好的眼神，体谅及鼓励的语言	3	
	6.问诊结束时，谢谢患者合作	2	
总分		100	

表6-11　便血问诊评分标准

项目	内容及评分标准	满分	得分
准备	向患者问好，自我介绍	2.5	
	态度友好、诚恳、热情，说话清晰	2.5	
一般项目	姓名，性别，年龄，职业，文化程度，籍贯，出生地，住址，民族，婚姻	5	
主诉	最主要的症状及持续时间	10	
现病史	1.发病时间、发病情况（缓急）、病程长短	3	
	2.病因或诱因：不洁饮食史或群体发病史，服用阿司匹林或华法林等特殊药物或接触毒物，受凉，劳累等	4	
	3.主要症状的特点：便血颜色和性状，每次便血量，日便血总量，便血频率，有无便后滴血或喷血，血液和大便的关系	12	
	4.病情的发展与演变：加重或减轻，便血方式改变，频次的增多或减少	5	
	5.伴随症状：恶心、呕吐、腹痛、腹胀、消瘦、贫血、里急后重、低热、心悸、大汗、面色苍白、尿量改变、皮肤改变、皮肤黏膜出血、腹部包块	12	
	6.诊治经过：有无就诊，诊断过什么疾病，是否做过检查和治疗，使用过的药物及其剂量、疗程、疗效	6	
	7.一般情况：精神状态、食欲、睡眠、大小便情况、体重改变	3	
既往史	既往健康情况，有无高血压、糖尿病、冠心病等慢性疾病；有无乙肝、肺结核、伤寒等传染病史；有无药物、食物过敏史，有无手术、输血、外伤史，有无类似疾病、预防接种史	7	

续表

项目	内容及评分标准	满分	得分
个人史	职业特点、疫水接触史、毒物接触史、烟酒嗜好、居住环境、冶游史	2	
月经史	月经初潮年龄、月经周期、经期天数、末次月经日期（若已经闭经需询问闭经年龄）、月经是否规律、是否痛经	3	
婚育史	婚姻状况，结婚年龄，生育状况，初产年龄，配偶、子女健康状况	2	
家族史	父母、兄弟姐妹健康情况，有无遗传性或家族性疾病	3	
沟通	与患者讨论结果，下一步检查和初步处理意见	3	
问诊技巧	1.提问的条理性	2	
	2.无诱导性提问、诘难性提问、连续性提问	3	
	3.不用医学名词或术语提问，如果使用术语，必须立即向患者解释	3	
	4.询问者注意聆听，不轻易打断患者讲话	2	
	5.谦虚礼貌，尊重患者，对患者有友好的眼神，体谅及鼓励的语言	3	
	6.问诊结束时，谢谢患者合作	2	
总分		100	

表 6-12 腹痛问诊评分标准

项目	内容及评分标准	满分	得分
准备	向患者问好，自我介绍	2.5	
	态度友好、诚恳、热情，说话清晰	2.5	
一般项目	姓名，性别，年龄，职业，文化程度，籍贯，出生地，住址，民族，婚姻	5	
主诉	最主要的症状及持续时间	10	
现病史	1.发病时间、发病情况（缓急）、病程长短	2	
	2.病因或诱因：进食油腻食物，暴饮暴食，酗酒，饥饿，外伤，气候变化等	6	
	3.主要症状的特点：部位、性质、程度、持续时间、发作时间、与体位的关系、缓解因素、加重因素	8	
	4.病情的发展与演变：加重或减轻，方式改变，频次的增多或减少	4	
	5.伴随症状：发热、寒战、黄疸、休克、呕吐、反酸、腹泻、黑便、血尿、皮疹、咳嗽咳痰、胸痛	10	
	6.诊治经过：有无就诊，诊断过什么疾病，是否做过检查和治疗，使用过的药物及其剂量、疗程、疗效	8	
	7.一般情况：精神状态、食欲、睡眠、大小便情况、体重改变	7	
既往史	既往健康情况，有无高血压、糖尿病、冠心病等慢性疾病；有无乙肝、肺结核、伤寒等传染病史；有无药物、食物过敏史，有无手术、输血、外伤史，有无类似疾病、预防接种史	7	
个人史	职业特点、疫水接触史、毒物接触史、烟酒嗜好、居住环境、冶游史	2	
月经史	月经初潮年龄、月经周期、经期天数、末次月经日期（若已经闭经需询问闭经年龄）、月经是否规律、是否痛经	3	
婚育史	婚姻状况，结婚年龄，生育状况，初产年龄，配偶、子女健康状况	2	
家族史	父母、兄弟姐妹健康情况，有无遗传性或家族性疾病	3	
沟通	与患者讨论结果，下一步检查和初步处理意见	3	
问诊技巧	1.提问的条理性	2	
	2.无诱导性提问、诘难性提问、连续性提问	3	

续表

项目	内容及评分标准	满分	得分
问诊技巧	3.不用医学名词或术语提问，如果使用术语，必须立即向患者解释	3	
	4.询问者注意聆听，不轻易打断患者讲话	2	
	5.谦虚礼貌，尊重患者，对患者有友好的眼神，体谅及鼓励的语言	3	
	6.问诊结束时，谢谢患者合作	2	
总分		100	

表6-13　腹泻问诊评分标准

项目	内容及评分标准	满分	得分
准备	向患者问好，自我介绍	2.5	
	态度友好、诚恳、热情，说话清晰	2.5	
一般项目	姓名，性别，年龄，职业，文化程度，籍贯，出生地，住址，民族，婚姻	5	
主诉	最主要的症状及持续时间	10	
现病史	1.发病时间、发病情况（缓急）、病程长短	3	
	2.病因或诱因：旅行，不洁饮食，集体进餐，受凉，劳累等	5	
	3.主要症状的特点：粪便性状及粪便的臭味，每次粪便量，日粪便总量，腹泻频率，时间关系，缓解和加重因素	10	
	4.病情的发展与演变：加重或减轻，方式，频次的增多或减少	4	
	5.伴随症状：发热，贫血，腹痛，里急后重，同食者、单位及家庭有无同时发病，肠鸣，失水，消瘦，盗汗，午后潮热，皮疹和皮下出血，腹部包块	10	
	6.诊治经过：有无就诊，诊断过什么疾病，是否做过检查和治疗，使用过的药物及其剂量、疗程、疗效	8	
	7.一般情况：精神状态、食欲、睡眠、大小便情况、体重改变	5	
既往史	既往健康情况，有无高血压、糖尿病、冠心病等慢性疾病；有无乙肝、肺结核、伤寒等传染病史；有无药物、食物过敏史，有无手术、输血、外伤史，有无类似疾病、预防接种史	7	
个人史	职业特点、疫水接触史、毒物接触史、烟酒嗜好、居住环境、冶游史	2	
月经史	月经初潮年龄，月经周期、经期天数，末次月经日期（若已经闭经需询问闭经年龄），月经是否规律，是否痛经	3	
婚育史	婚姻状况，结婚年龄，生育状况，初产年龄，配偶、子女健康状况	2	
家族史	父母、兄弟姐妹健康情况，有无遗传性或家族性疾病	3	
沟通	与患者讨论结果，下一步检查和初步处理意见	3	
问诊技巧	1.提问的条理性	2	
	2.无诱导性提问、诘难性提问、连续性提问	3	
	3.不用医学名词或术语提问，如果使用术语，必须立即向患者解释	3	
	4.询问者注意聆听，不轻易打断患者讲话	2	
	5.谦虚礼貌，尊重患者，对患者有友好的眼神，体谅及鼓励的语言	3	
	6.问诊结束时，谢谢患者合作	2	
总分		100	

表 6-14　便秘问诊评分标准

项目	内容及评分标准	满分	得分
准备	向患者问好，自我介绍	2.5	
	态度友好、诚恳、热情，说话清晰	2.5	
一般项目	姓名，性别，年龄，职业，文化程度，籍贯，出生地，住址，民族，婚姻	5	
主诉	最主要的症状及持续时间	10	
现病史	1.发病时间、发病情况（缓急）、病程长短	3	
	2.病因或诱因：饮食习惯、食物的质和量，饮水量，有无服用抗抑郁药等引起便秘的药物，是否有定时排便的习惯等	4	
	3.主要症状的特点：粪便性状，每周排便的次数，排便方式，排便是否费力，有无排便不尽感，肛门直肠梗阻感	12	
	4.病情的发展与演变：加重或减轻，方式，频次的增多或减少	4	
	5.伴随症状：呕吐、腹痛、腹胀、便血、贫血、消瘦、盗汗、午后潮热、低热、腹部包块、与腹泻交替、精神紧张	8	
	6.诊治经过：有无就诊，诊断过什么疾病，是否做过检查和治疗，使用过的药物及其剂量、疗程、疗效	8	
	7.一般情况：精神状态、食欲、睡眠、大小便情况、体重改变	6	
既往史	既往健康情况，有无高血压、糖尿病、冠心病等慢性疾病；有无乙肝、肺结核、伤寒等传染病史；有无药物、食物过敏史，有无手术、输血、外伤史，有无类似疾病、预防接种史	7	
个人史	职业特点、疫水接触史、毒物接触史、烟酒嗜好、居住环境、冶游史	2	
月经史	月经初潮年龄，月经周期、经期天数，末次月经日期（若已经闭经需询问闭经年龄），月经是否规律，是否痛经	3	
婚育史	婚姻状况，结婚年龄，生育状况，初产年龄，配偶、子女健康状况	2	
家族史	父母、兄弟姐妹健康情况，有无遗传性或家族性疾病	3	
沟通	与患者讨论结果，下一步检查和初步处理意见	3	
问诊技巧	1.提问的条理性	2	
	2.无诱导性提问、诘难性提问、连续性提问	3	
	3.不用医学名词或术语提问，如果使用术语，必须立即向患者解释	3	
	4.询问者注意聆听，不轻易打断患者讲话	2	
	5.谦虚礼貌，尊重患者，对患者有友好的眼神，体谅及鼓励的语言	3	
	6.问诊结束时，谢谢患者合作	2	
总分		100	

表 6-15　黄疸问诊评分标准

项目	内容及评分标准	满分	得分
准备	向患者问好，自我介绍	2.5	
	态度友好、诚恳、热情，说话清晰	2.5	
一般项目	姓名，性别，年龄，职业，文化程度，籍贯，出生地，住址，民族，婚姻	5	
主诉	最主要的症状及持续时间	10	
现病史	1.发病时间、发病情况（缓急）、病程长短	3	
	2.病因或诱因：劳累、药物、食物、毒物、饮酒、有无家族发病史等	6	
	3.主要症状的特点：黄疸开始的时间、持续时间、严重程度、尿及皮肤的颜色变化、缓解与加重的因素	10	

续表

项目	内容及评分标准	满分	得分
现病史	4.病情的发展与演变：加重或减轻	2	
	5.伴随症状：腹痛、发热、寒战、恶心、呕吐、皮肤瘙痒、厌油、乏力、纳差、腹胀、消瘦、腰痛、血红蛋白尿、陶土样大便、腹部包块	12	
	6.诊治经过：有无就诊，诊断过什么疾病，是否做过检查和治疗，使用过的药物及其剂量、疗程、疗效	6	
	7.一般情况：精神状态、食欲、睡眠、大小便情况、体重改变	6	
既往史	既往健康情况，有无高血压、糖尿病、冠心病等慢性疾病；有无乙肝、肺结核、伤寒等传染病史；有无药物、食物过敏史，有无手术、输血、外伤史，有无类似疾病、预防接种史	6	
个人史	职业特点、疫水接触史、毒物接触史、烟酒嗜好、居住环境、冶游史	3	
月经史	月经初潮年龄，月经周期、经期天数，末次月经日期（若已经闭经需询问闭经年龄），月经是否规律，是否痛经	3	
婚育史	婚姻状况，结婚年龄，生育状况，初产年龄，配偶、子女健康状况	2	
家族史	父母、兄弟姐妹健康情况，有无遗传性或家族性疾病	3	
沟通	与患者讨论结果，下一步检查和初步处理意见	3	
问诊技巧	1.提问的条理性	2	
	2.无诱导性提问、诘难性提问、连续性提问	3	
	3.不用医学名词或术语提问，如果使用术语，必须立即向患者解释	3	
	4.询问者注意聆听，不轻易打断患者讲话	2	
	5.谦虚礼貌，尊重患者，对患者有友好的眼神，体谅及鼓励的语言	3	
	6.问诊结束时，谢谢患者合作	2	
总分		100	

表6-16　血尿问诊评分标准

项目	内容及评分标准	满分	得分
准备	向患者问好，自我介绍	2.5	
	态度友好、诚恳、热情，说话清晰	2.5	
一般项目	姓名，性别，年龄，职业，文化程度，籍贯，出生地，住址，民族，婚姻	5	
主诉	最主要的症状及持续时间	10	
现病史	1.发病时间、发病情况（缓急）、病程长短	3	
	2.病因或诱因：体位、运动、外伤、服药、劳累	5	
	3.主要症状的特点：血尿的颜色、全程或分段、发作时间、持续时间、加重与缓解的因素，与劳累、服药和体位的关系，有无腰腹痛，镜下或肉眼血尿	10	
	4.病情的发展与演变：加重或减轻，频次的增多或减少	3	
	5.伴随症状：肾绞痛、尿流中断、排尿困难、尿线细、腰痛、发热、尿频、尿急、尿痛、水肿、高血压、肾肿块、皮肤或其他部位出血、乳糜尿、蛋白尿	11	
	6.诊治经过：有无就诊，诊断过什么疾病，是否做过检查和治疗，使用过的药物及其剂量、疗程、疗效	8	
	7.一般情况：精神状态、食欲、睡眠、大小便情况、体重改变	5	
既往史	既往健康情况，有无高血压、糖尿病、冠心病等慢性疾病；有无乙肝、肺结核、伤寒等传染病史；有无药物、食物过敏史，有无手术、输血、外伤史，有无类似疾病、预防接种史	6	
个人史	职业特点、疫水接触史、毒物接触史、烟酒嗜好、居住环境、冶游史	3	

续表

项目	内容及评分标准	满分	得分
月经史	月经初潮年龄，月经周期，经期天数，末次月经日期（若已经闭经需询问闭经年龄），月经是否规律，是否痛经	3	
婚育史	婚姻状况，结婚年龄，生育状况，初产年龄，配偶、子女健康状况	2	
家族史	父母、兄弟姐妹健康情况，有无遗传性或家族性疾病	3	
沟通	与患者讨论结果，下一步检查和初步处理意见	3	
问诊技巧	1.提问的条理性	2	
	2.无诱导性提问、诘难性提问、连续性提问	3	
	3.不用医学名词或术语提问，如果使用术语，必须立即向患者解释	3	
	4.询问者注意聆听，不轻易打断患者讲话	2	
	5.谦虚礼貌，尊重患者，对患者有友好的眼神，体谅及鼓励的语言	3	
	6.问诊结束时，谢谢患者合作	2	
总分		100	

表 6-17　尿频尿急尿痛问诊评分标准

项目	内容及评分标准	满分	得分
准备	向患者问好，自我介绍	2.5	
	态度友好、诚恳、热情，说话清晰	2.5	
一般项目	姓名，性别，年龄，职业，文化程度，籍贯，出生地，住址，民族，婚姻	5	
主诉	最主要的症状及持续时间	10	
现病史	1.发病时间、发病情况（缓急）、病程长短	3	
	2.病因或诱因：寒冷或高温、紧张、饮水多、劳累、导尿、尿道操作	6	
	3.主要症状的特点：是否伴尿急尿痛，症状持续时间、发作时间，与天气、饮水和紧张的关系，有无腰腹痛，发热，排尿困难、盗汗消瘦，缓解与加重的因素	8	
	4.病情的发展与演变：加重或减轻，频次的增多或减少	3	
	5.伴随症状：腹股沟区疼痛、睾丸疼痛、血尿、排尿困难、畏寒、发热、乏力、盗汗、多尿多饮、尿流中断、尿线细、肢体麻木、精神抑郁	13	
	6.诊治经过：有无就诊，诊断过什么疾病，是否做过检查和治疗，使用过的药物及其剂量、疗程、疗效	8	
	7.一般情况：精神状态、食欲、睡眠、大小便情况、体重改变	5	
既往史	既往健康情况，有无高血压、糖尿病、冠心病等慢性疾病；有无乙肝、肺结核、伤寒等传染病史；有无药物、食物过敏史，有无手术、输血、外伤史，有无类似疾病、预防接种史	6	
个人史	职业特点、疫水接触史、毒物接触史、烟酒嗜好、居住环境、冶游史	3	
月经史	月经初潮年龄、月经周期、经期天数、末次月经日期（若已经闭经需询问闭经年龄）、月经是否规律、是否痛经	3	
婚育史	婚姻状况，结婚年龄，生育状况，初产年龄，配偶、子女健康状况	2	
家族史	父母、兄弟姐妹健康情况，有无遗传性或家族性疾病	3	
沟通	与患者讨论结果，下一步检查和初步处理意见	3	
问诊技巧	1.提问的条理性	2	
	2.无诱导性提问、诘难性提问、连续性提问	3	
	3.不用医学名词或术语提问，如果使用术语，必须立即向患者解释	3	

续表

项目	内容及评分标准	满分	得分
问诊技巧	4.询问者注意聆听，不轻易打断患者讲话	2	
	5.谦虚礼貌，尊重患者，对患者有友好的眼神，体谅及鼓励的语言	2	
	6.问诊结束时，谢谢患者合作	2	
总分		100	

表 6–18　少尿问诊评分标准

项目	内容及评分标准	满分	得分
准备	向患者问好，自我介绍	2.5	
	态度友好、诚恳、热情，说话清晰	2.5	
一般项目	姓名，性别，年龄，职业，文化程度，籍贯，出生地，住址，民族，婚姻	5	
主诉	最主要的症状及持续时间	10	
现病史	1.发病时间、发病情况（缓急）、病程长短	3	
	2.病因或诱因：呕吐或腹泻、休克、心衰、外伤、用药	6	
	3.主要症状的特点：尿量多少，持续时间，与呕吐、服药的关系，有无卧床、低血压或休克，加重与缓解的因素	8	
	4.病情的发展与演变：加重或减轻，尿量的增多或减少	4	
	5.伴随症状：肾绞痛、心悸气促、排尿困难、大量蛋白尿、发热、尿频、尿急、尿痛、水肿、高血压、血尿、腹部肿块、腹水和皮肤黄染	10	
	6.诊治经过：有无就诊，诊断过什么疾病，是否做过检查和治疗，使用过的药物及其剂量、疗程、疗效	8	
	7.一般情况：精神状态、食欲、睡眠、大小便情况、体重改变	7	
既往史	既往健康情况，有无高血压、糖尿病、冠心病等慢性疾病；有无乙肝、肺结核、伤寒等传染病史；有无药物、食物过敏史，有无手术、输血、外伤史，有无类似疾病、预防接种史	6	
个人史	职业特点、疫水接触史、毒物接触史、烟酒嗜好、居住环境、冶游史	3	
月经史	月经初潮年龄，月经周期、经期天数，末次月经日期（若已经闭经需询问闭经年龄），月经是否规律，是否痛经	3	
婚育史	婚姻状况，结婚年龄，生育状况，初产年龄，配偶、子女健康状况	2	
家族史	父母、兄弟姐妹健康情况，有无遗传性或家族性疾病	3	
沟通	与患者讨论结果，下一步检查和初步处理意见	3	
问诊技巧	1.提问的条理性	2	
	2.无诱导性提问、诘难性提问、连续性提问	3	
	3.不用医学名词或术语提问，如果使用术语，必须立即向患者解释	3	
	4.询问者注意聆听，不轻易打断患者讲话	2	
	5.谦虚礼貌，尊重患者，对患者有友好的眼神，体谅及鼓励的语言	2	
	6.问诊结束时，谢谢患者合作	2	
总分		100	

表6-19 头痛问诊评分标准

项目	内容及评分标准	满分	得分
准备	向患者问好，自我介绍	2.5	
	态度友好、诚恳、热情，说话清晰	2.5	
一般项目	姓名，性别，年龄，职业，文化程度，籍贯，出生地，住址，民族，婚姻	5	
主诉	最主要的症状及持续时间	10	
现病史	1.发病时间、发病情况（缓急）、病程长短	3	
	2.病因或诱因：有无感染、高血压、动脉硬化、颅脑外伤、肿瘤、精神病、癫痫、眼耳鼻齿等部位疾病史	9	
	3.主要症状的特点：头痛的部位、范围、性质（裂痛、胀痛等）频度（持续性、间歇性）、程度、持续时间、缓解或加重因素（和咳嗽、喷嚏、体位的关系）	7	
	4.病情的发展与演变：加重或减轻，频次的增多或减少	3	
	5.伴随症状：有无发热、呕吐（是否为喷射状）、眩晕、视力改变、抽搐、感觉异常、精神异常、意识障碍	8	
	6.诊治经过：有无就诊，诊断过什么疾病，是否做过检查和治疗，使用过的药物及其剂量、疗程、疗效	8	
	7.一般情况：精神状态、食欲、睡眠、大小便情况、体重改变	7	
既往史	既往健康情况，有无高血压、糖尿病、冠心病等慢性疾病；有无乙肝、肺结核、伤寒等传染病史；有无药物、食物过敏史，有无手术、输血、外伤史，有无类似疾病、预防接种史	6	
个人史	职业特点、疫水接触史、毒物接触史、烟酒嗜好、居住环境、冶游史	3	
月经史	月经初潮年龄、月经周期、经期天数、末次月经日期（若已经闭经需询问闭经年龄）、月经是否规律、是否痛经	3	
婚育史	婚姻状况，结婚年龄，生育状况，初产年龄，配偶、子女健康状况	2	
家族史	父母、兄弟姐妹健康情况，有无遗传性或家族性疾病	3	
沟通	与患者讨论结果，下一步检查和初步处理意见	3	
问诊技巧	1.提问的条理性	2	
	2.无诱导性提问、诘难性提问、连续性提问	3	
	3.不用医学名词或术语提问，如果使用术语，必须立即向患者解释	3	
	4.询问者注意聆听，不轻易打断患者讲话	2	
	5.谦虚礼貌，尊重患者，对患者有友好的眼神，体谅及鼓励的语言	3	
	6.问诊结束时，谢谢患者合作	2	
总分		100	

表6-20 眩晕问诊评分标准

项目	内容及评分标准	满分	得分
准备	向患者问好，自我介绍	2.5	
	态度友好、诚恳、热情，说话清晰	2.5	
一般项目	姓名，性别，年龄，职业，文化程度，籍贯，出生地，住址，民族，婚姻	5	
主诉	最主要的症状及持续时间	10	
现病史	1.发病时间、发病情况（缓急）、病程长短	3	
	2.病因或诱因：发病前后有无急性感染，发病时的情况与转颈、仰头、起卧、翻身有无固定的关系	5	

续表

项目	内容及评分标准	满分	得分
现病史	3.主要症状的特点：有无周围物体旋转的感觉、自身旋转的感觉，有无发热、耳鸣、听力下降、恶心、呕吐、出汗、口周及四肢麻木、视力改变、平衡失调等相关症状	11	
	4.病情的发展与演变：加重或减轻，频次的增多或减少，有无复发性	3	
	5.伴随症状：有无急性感染、中耳炎、颅脑疾病、颅脑外伤、心血管疾病等病史	8	
	6.诊治经过：有无就诊，诊断过什么疾病，是否做过检查和治疗，使用过的药物及其剂量、疗程、疗效	8	
	7.一般情况：精神状态、食欲、睡眠、大小便情况、体重改变	7	
既往史	既往健康情况，有无高血压、糖尿病、冠心病等慢性疾病；有无乙肝、肺结核、伤寒等传染病史；有无药物、食物过敏史，有无手术、输血、外伤史，有无类似疾病、预防接种史	6	
个人史	职业特点、疫水接触史、毒物接触史、烟酒嗜好、居住环境、冶游史	3	
月经史	月经初潮年龄、月经周期、经期天数、末次月经日期（若已经闭经需询问闭经年龄）、月经是否规律、是否痛经	3	
婚育史	婚姻状况，结婚年龄，生育状况，初产年龄，配偶、子女健康状况	2	
家族史	父母、兄弟姐妹健康情况，有无遗传性或家族性疾病	3	
沟通	与患者讨论结果，下一步检查和初步处理意见	3	
问诊技巧	1.提问的条理性	3	
	2.无诱导性提问、诘难性提问、连续性提问	3	
	3.不用医学名词或术语提问，如果使用术语，必须立即向患者解释	3	
	4.询问者注意聆听，不轻易打断患者讲话	2	
	5.谦虚礼貌，尊重患者，对患者有友好的眼神，体谅及鼓励的语言	2	
	6.问诊结束时，谢谢患者合作	2	
总分		100	

表6-21　晕厥问诊评分标准

项目	内容及评分标准	满分	得分
准备	向患者问好，自我介绍	2.5	
	态度友好、诚恳、热情，说话清晰	2.5	
一般项目	姓名，性别，年龄，职业，文化程度，籍贯，出生地，住址，民族，婚姻	5	
主诉	最主要的症状及持续时间	10	
现病史	1.发病时间、发病情况（缓急）、病程长短	3	
	2.病因或诱因：体位、排尿、咳嗽、药物、精神因素	10	
	3.主要症状的特点：晕厥发生速度，发作持续时间，发作时面色、血压、脉搏情况	5	
	4.病情的发展与演变：加重或减轻，频次的增多或减少	3	
	5.伴随症状：有无自主神经障碍、抽搐、头痛、呕吐、视听障碍、发热、水肿、杵状指、呼吸情况	9	
	6.诊治经过：有无就诊，诊断过什么疾病，是否做过检查和治疗，使用过的药物及其剂量、疗程、疗效	8	
	7.一般情况：精神状态、食欲、睡眠、大小便情况、体重改变	7	
既往史	既往健康情况，有无高血压、糖尿病、冠心病等慢性疾病；有无乙肝、肺结核、伤寒等传染病史；有无药物、食物过敏史，有无手术、输血、外伤史，有无类似疾病、预防接种史	6	

续表

项目	内容及评分标准	满分	得分
个人史	职业特点、疫水接触史、毒物接触史、烟酒嗜好、居住环境、冶游史	3	
月经史	月经初潮年龄、月经周期、经期天数、末次月经日期（若已经闭经需询问闭经年龄）、月经是否规律、是否痛经	3	
婚育史	婚姻状况，结婚年龄，生育状况，初产年龄，配偶、子女健康状况	2	
家族史	父母、兄弟姐妹健康情况，有无遗传性或家族性疾病	3	
沟通	与患者讨论结果，下一步检查和初步处理意见	3	
问诊技巧	1.提问的条理性	2	
	2.无诱导性提问、诘难性提问、连续性提问	3	
	3.不用医学名词或术语提问，如果使用术语，必须立即向患者解释	3	
	4.询问者注意聆听，不轻易打断患者讲话	2	
	5.谦虚礼貌，尊重患者，对患者有友好的眼神，体谅及鼓励的语言	3	
	6.问诊结束时，谢谢患者合作	2	
总分		100	

表 6-22　抽搐及惊厥问诊评分标准

项目	内容及评分标准	满分	得分
准备	向患者问好，自我介绍	2.5	
	态度友好、诚恳、热情，说话清晰	2.5	
一般项目	姓名，性别，年龄，职业，文化程度，籍贯，出生地，住址，民族，婚姻	5	
主诉	最主要的症状及持续时间	10	
现病史	1.发病时间、发病情况（缓急）、病程长短	3	
	2.病因或诱因：发病前后有无急性感染、产伤、颅脑外伤、肿瘤、心脑血管病变、中毒、风湿病、代谢障碍、寄生虫等	9	
	3.主要症状的特点：发作时意识状态、有无大小便失禁、舌咬伤、肌痛、持续时间、部位（全身性或局限性）、性质（持续强直性或间歇阵挛性）	7	
	4.病情的发展与演变：加重或减轻，频次的增多或减少，有无复发性	3	
	5.伴随症状：有无急性感染、中耳炎、颅脑疾病及外伤、心血管疾病、严重肝肾疾病等病史	8	
	6.诊治经过：有无就诊，诊断过什么疾病，是否做过检查和治疗，使用过的药物及其剂量、疗程、疗效	8	
	7.一般情况：精神状态、食欲、睡眠、大小便情况、体重改变	7	
既往史	既往健康情况，有无高血压、糖尿病、冠心病等慢性疾病；有无乙肝、肺结核、伤寒等传染病史；有无药物、食物过敏史，有无手术、输血、外伤史，有无类似疾病、预防接种史	6	
个人史	职业特点、疫水接触史、毒物接触史、烟酒嗜好、居住环境、冶游史	3	
月经史	月经初潮年龄、月经周期、经期天数、末次月经日期（若已经闭经需询问闭经年龄）、月经是否规律、是否痛经	3	
婚育史	婚姻状况，结婚年龄，生育状况，初产年龄，配偶、子女健康状况	2	
家族史	父母、兄弟姐妹健康情况，有无遗传性或家族性疾病	3	

续表

项目	内容及评分标准	满分	得分
沟通	与患者讨论结果，下一步检查和初步处理意见	3	
问诊技巧	1.提问的条理性	2	
	2.无诱导性提问、诘难性提问、连续性提问	3	
	3.不用医学名词或术语提问，如果使用术语，必须立即向患者解释	3	
	4.询问者注意聆听，不轻易打断患者讲话	2	
	5.谦虚礼貌，尊重患者，对患者有友好的眼神，体谅及鼓励的语言	3	
	6.问诊结束时，谢谢患者合作	2	
总分		100	

【思考题】

现病史的问诊包括哪些内容?

【本节小结】

如图 6-1 所示。

图 6-1　常见症状问诊思维导图

（二）内科体格检查

体格检查评分标准见表 6-23～6-28。

6102

表 6-23　一般检查评分标准

项目	内容及评分标准	满分	得分
准备	医师准备：穿工作服，戴口罩、帽子，洗手	2	
	向患者问候，告知患者检查内容、目的及注意事项，取得患者同意	2	
	站在患者右侧，准备检查器具齐备	2	
	评估环境，保护患者隐私	2	
	完全暴露患者检查部位，注意保暖	2	
体温	确认将体温表汞柱甩到35℃以下	2	
	将体温表头部放在患者腋窝深处紧贴皮肤，嘱患者用上臂将体温计夹紧，10分钟后读数	4	
	观察刻度后甩下汞柱	2	
脉搏	食指中指无名指触诊桡动脉近手腕处，稍加压力，触诊30秒以上	4	
	注意频率、节律、强弱	4	
	注意双侧对比	4	

续表

项目	内容及评分标准	满分	得分
呼吸	观察胸部起伏、胸式呼吸和腹式呼吸，观察30秒以上	5	
	计算呼吸频率	5	
	观察呼吸节律	5	
血压	检查血压计	3	
	患者取坐位或卧位，休息至少5分钟	3	
	暴露患者上肢，并轻度外展，肘部置于心脏同一水平	5	
	将气袖均匀紧贴皮肤缠于上臂，下缘离肘窝横纹上2～3cm	5	
	触诊肱动脉，听诊器膜体件置于肱动脉，边听诊边充气，待肱动脉搏动音消失后，再升高30mmHg后，缓慢放气，双眼平视汞柱表面，读出血压值	12	
	间隔1分钟后再次测量	2	
	两次结果相差大于5mmHg时，测量第三次，结果取平均值	3	
	测量完后倾斜血压计，关闭开关	2	
一般状况	观察患者发育、营养、体型、意识状态、语调语态、面容表情、体位、姿势、步态	10	
注意事项	操作轻柔、注意患者感受	2	
	操作过程中无过多改变患者体位，造成过多不适	2	
	操作完毕后复原患者衣物、被褥	2	
	告知患者检查结果	2	
	对患者的配合表示感谢	2	
总分		100	

表6-24 头颈部检查评分标准

项目	内容及评分标准	满分	得分
准备	医师准备：穿工作服，戴口罩、帽子，洗手	2	
	向患者问候，告知患者检查内容、目的及注意事项，取得患者同意	2	
	站在患者右侧，准备检查器具齐备	2	
	评估环境，保护患者隐私	2	
	患者取卧位或坐位，完全暴露患者检查部位，注意保暖	2	
头发头皮头颅	观察头发、头皮、头颅外形、有无异常运动	2	
	触诊头颅：双手仔细触摸头颅的每一个部位，了解其外形，有无压痛和异常隆起	3	
眼	观察上下睑结膜、穹窿结膜、球结膜及巩膜，先左后右	3	
	检查泪囊：请患者向上看，检查者用双手拇指轻压患者双眼内眦下方，挤压泪囊	3	
	观察眼球的外形、双侧瞳孔	2	
	眼球运动：医生将目标物置于受检者眼前30～40cm处，嘱患者固定头位，眼球随目标方向移动，示指按左→左上→左下，右→右上→右下，检查每个方向时均从中位开始	4	

续表

项目	内容及评分标准	满分	得分
眼	对光反射：取手电筒，检查左右瞳孔的直接和间接对光反射	4	
	集合反射：嘱患者注视1m以外的目标，然后将目标逐渐移近眼球	4	
耳	耳郭：注意耳郭的外形、大小、位置和对称性等	2	
	外耳道：注意皮肤是否正常，有无溢液，先左后右	2	
	乳突：耳郭后方皮肤有无红肿、有无压痛等	3	
	听力：医生持手表或以拇指与示指互相摩擦，自1m以外逐渐移近患者耳部，直到患者听到声音为止，测量距离；同样方法检查另一耳	3	
鼻	观察鼻外形、鼻前庭和鼻腔：左手大拇指将鼻尖上推，右手持电筒照射鼻孔，先左后右	2	
	检查两侧鼻通气：先左后右，食指轮流按压单侧鼻翼，嘱患者呼吸	3	
	触压双侧上颌窦、额窦和筛窦	5	
口唇	观察口唇	2	
	用消毒压舌板观察口腔黏膜、牙齿、牙龈、扁桃体、咽后壁等	3	
	观察舌体、舌苔、伸舌运动、鼓腮、示齿、吹口哨等动作	5	
颈部	观察颈部皮肤、血管，先左后右，观察甲状腺	3	
	按顺序触诊颈部淋巴结：耳前、耳后、乳突区、枕后、颈后三角、颈前三角、锁骨上淋巴结	6	
	触诊甲状腺峡部和左右叶	6	
	触诊气管位置	3	
	听诊颈部血管性杂音，先左后右甲状腺无肿大则无须听诊	3	
	测试颈项强直	4	
注意事项	操作轻柔、注意患者感受	2	
	操作过程中无过多改变患者体位，造成过多不适	2	
	操作完毕后复原患者衣物、被褥	2	
	告知患者检查结果	2	
	对患者的配合表示感谢	2	
总分		100	

表6-25　胸背部体格检查评分标准

项目	内容及评分标准	满分	得分
准备	医师准备：穿工作服，戴口罩、帽子，洗手	2	
	向患者问候，告知患者检查内容、目的及注意事项，取得患者同意	2	
	站在患者右侧，准备检查器具齐备	2	
	评估环境，保护患者隐私	2	
	患者取卧位或坐位，完全暴露患者检查部位，注意保暖	2	

续表

项目	内容及评分标准	满分	得分
前侧胸部检查	视诊胸部皮肤、胸壁静脉、呼吸运动、胸廓外形、肋间隙有无狭窄	2	
	视诊两侧乳房、乳头的位置	2	
	触诊腋窝淋巴结：腋窝顶部、后壁、内侧壁、前壁、外侧壁	3	
	触压胸廓，了解胸廓的弹性，检查皮下气肿、胸壁压痛、胸骨压痛	3	
	触诊乳房：左侧乳房自外上→外下→内下→内上，右侧乳房自外上→外下→内下→内上；乳腺的腋窝伸展部也要由浅入深触诊，最后触诊乳头	3	
	前胸廓扩张度：两手掌及伸展的手指置于胸廓前下部的对称位置，左右拇指分别沿两侧肋缘指向剑突，两拇指间距约2cm，嘱被检者深呼吸，观察两手动度是否一致	4	
	触诊语音震颤：将双手掌置于被检者前胸部上、中、下三部位的对称位置，嘱其以同等强度发“yi”长音，并双手作一次交换	5	
	触诊胸膜摩擦感：双手掌置于被检者胸廓下侧部，嘱其深吸气	4	
	检查叩诊音分布：前胸部由锁骨上窝开始，自第1肋间向下逐一肋间叩诊；侧胸部嘱被检者举起上臂置于头部，自腋窝开始向下逐一肋间叩诊	8	
	叩诊锁骨中线和腋中线肺下界的位置	4	
	在锁骨上窝，锁骨中线上、中、下部，腋前线和腋中线上、下部，自上而下、左右对称听诊，每处听诊1～2个呼吸周期	6	
	语音共振：将听诊器体轻放于被检者两侧胸壁的对称位置，嘱被检者以一致的声音强度重复发“yi”长音，检查上、中、下三个部位	4	
	胸膜摩擦音：嘱被检者深吸气，在前下侧胸壁听诊	2	
背部检查	后胸廓扩张度：两手掌及伸展的手指置于背部约第10肋水平，拇指与后正中线平行，向脊柱方向推挤皮肤，嘱被检者深呼吸，观察两手动度是否一致	4	
	语音震颤：方法同前，检查肩胛间区（上、下）、肩胛下区（内、外）	4	
	检查叩诊音分布：嘱被检者向前稍低头，双手交叉抱肘，上半身略向前倾，自肺尖开始在肩胛间区、肩胛下区叩诊	6	
	叩诊肩胛线肺下界的位置	4	
	叩诊肺下界移动度	5	
	在腋后线上、下部，肩胛间区上、下部，肩胛下区内、外部听诊	4	
	语音共振：方法同前，检查肩胛间区（上、下）、肩胛下区（内、外）	3	
注意事项	操作轻柔、注意患者感受	2	
	操作过程中无过多改变患者体位，造成过多不适	2	
	操作完毕后复原患者衣物、被褥	2	
	告知患者检查结果	2	
	对患者的配合表示感谢	2	
总分		100	

表 6-26 心脏体格检查评分标准

项目	内容及评分标准	满分	得分
准备	医师准备：穿工作服，戴口罩、帽子，洗手	2	
	向患者问候，告知患者检查内容、目的及注意事项，取得患者同意	2	
	站在患者右侧，准备检查器具齐备	2	
	评估环境，保护患者隐私	2	
	完全暴露患者检查部位，注意保暖	2	

续表

<table>
<tr><th>项目</th><th colspan="2">内容及评分标准</th><th>满分</th><th>得分</th></tr>
<tr><td rowspan="4">视诊</td><td colspan="2">患者取卧位，检查者下蹲，视线与胸廓同高</td><td>1</td><td></td></tr>
<tr><td colspan="2">观察心前区是否隆起</td><td>3</td><td></td></tr>
<tr><td colspan="2">观察心尖搏动：心尖搏动位于第5肋间左锁骨中线内1cm处，搏动范围直径约2cm；有无增强及减弱，有无负性心尖搏动</td><td>3</td><td></td></tr>
<tr><td colspan="2">观察心前区搏动：胸骨左缘3、4肋间，剑突下，心底部有无心脏搏动</td><td>3</td><td></td></tr>
<tr><td rowspan="3">触诊</td><td colspan="2">触诊心前区异常搏动、心尖搏动：使用右手掌，后使用小鱼际，最后使用中指和食指指腹触诊心尖搏动</td><td>5</td><td></td></tr>
<tr><td colspan="2">触诊震颤：分别在心尖区，肺动脉瓣区（胸骨左缘第2肋间），胸骨右缘第2肋间（主动脉瓣区），胸骨左缘第3肋间（主动脉瓣第二听诊区），胸骨左缘第3、4肋间，胸骨左缘4、5肋间（三尖瓣区）触诊</td><td>10</td><td></td></tr>
<tr><td colspan="2">触诊心包摩擦感：在心前区及胸骨左缘第3、4肋间触诊，若触到摩擦感后需嘱患者屏住呼吸，与胸膜摩擦感鉴别</td><td>5</td><td></td></tr>
<tr><td>叩诊</td><td colspan="2">叩诊心浊音界：先叩左界，从心尖搏动最强点外2～3cm处开始，由外向内，由清变浊，做标记，如此自下而上叩至第2肋间；叩右界则沿右锁骨中线，自上而下，叩至浊音，于其上一肋间由外向内叩诊，由清变浊，做标记，自下而上叩至第2肋间；然后用直尺测量左右心浊音界各标记点距前正中线的垂直距离和左锁骨中线与前正中线间的距离</td><td>20</td><td></td></tr>
<tr><td rowspan="9">听诊</td><td colspan="2">在被检查者身体上指出5个听诊区的名称、位置，听诊内容：心率、心律、心音（强度改变、心音分裂、额外心音）、杂音（4分）</td><td rowspan="8">28</td><td rowspan="8"></td></tr>
<tr><td>讲出听诊区名称（每项2分）</td><td>指出具体位置（每项2分）</td></tr>
<tr><td>二尖瓣区（又称心尖区）</td><td>位于心尖搏动最强点，正常位于第5肋间左锁骨中线内侧0.5～1.0cm处</td></tr>
<tr><td>肺动脉瓣区</td><td>胸骨左缘第2肋间</td></tr>
<tr><td>主动脉瓣区</td><td>胸骨右缘第2肋间</td></tr>
<tr><td>主动脉瓣第二听诊区</td><td>胸骨左缘第3肋间</td></tr>
<tr><td>三尖瓣区</td><td>胸骨左缘第4、5肋间</td></tr>
<tr><td colspan="2">听诊演示顺序：二尖瓣区→肺动脉瓣区→主动脉瓣区→主动脉第二听诊区→三尖瓣区（4分）</td></tr>
<tr><td colspan="2">听诊心包摩擦音：在胸骨左缘3、4肋间听诊</td><td>2</td><td></td></tr>
<tr><td rowspan="5">注意事项</td><td colspan="2">操作轻柔、注意患者感受</td><td>2</td><td></td></tr>
<tr><td colspan="2">操作过程中无过多改变患者体位，造成过多不适</td><td>2</td><td></td></tr>
<tr><td colspan="2">操作完毕后复原患者衣物、被褥</td><td>2</td><td></td></tr>
<tr><td colspan="2">告知患者检查结果</td><td>2</td><td></td></tr>
<tr><td colspan="2">对患者的配合表示感谢</td><td>2</td><td></td></tr>
<tr><td>总分</td><td colspan="2"></td><td>100</td><td></td></tr>
</table>

表6-27　腹部体格检查评分标准

项目	内容及评分标准	满分	得分
准备	医师准备：穿工作服，戴口罩、帽子，洗手	2	
	向患者问候，告知患者检查内容、目的及注意事项，取得患者同意	2	
	站在患者右侧，准备检查器具齐备	2	
	评估环境，保护患者隐私	2	
	体位：卧位，双下肢屈曲稍分开，充分暴露腹部，注意保暖	2	

续表

项目	内容及评分标准	满分	得分
视诊	腹部外形（蹲下平视）、腹部皮肤、呼吸运动、腹壁静脉、胃肠型或蠕动波、腹纹、瘢痕、疝等	5	
听诊	肠鸣音：于右下腹部听诊1分钟	2	
	血管杂音：主动脉、双侧肾动脉、双侧髂动脉	3	
	腹部摩擦音	1	
叩诊	全腹叩诊：从左下腹逆时针至右下腹再至脐，呈G字形	3	
	肝浊音界：在右锁骨中线，从上向下叩上缘，从下向上叩下缘	6	
	脾浊音界：在左腋中线自上而下叩诊	4	
	肝区叩击痛	2	
	移动性浊音：自腹中部脐水平开始向患者左侧叩诊，发现浊音时，扳指固定不动，嘱患者右侧卧位，再度叩诊，如呈鼓音表明浊音移动同法向右侧叩诊，叩得浊音后嘱患者左侧卧位，以核实浊音是否移动	6	
	肾区叩击痛：患者取坐位或侧卧位，医师左手掌平放在肋脊角处，右手握拳用轻到中等力量叩击左手背，双侧对比	3	
	膀胱叩诊：在正中线上，由脐部叩至耻骨联合，由鼓音变为浊音	3	
触诊	全腹浅触诊：自左下腹开始滑行触诊，沿逆时针方向移动，最后触诊右下腹检查腹壁紧张度、浅部病变、压痛、反跳痛	5	
	全腹深触诊：左手与右手重叠，以并拢的手指末端逐渐加压触摸深部脏器，一般自左下腹开始，按逆时针方向进行，最后触诊右下腹检查深部包块、压痛	5	
	特殊压痛点检查：季肋点、上输尿管点、中输尿管点、肋脊点、肋腰点、麦氏点	6	
	1.肝脏单手触诊法：于右侧锁骨中线脐水平以下开始，四指并拢、约与肋缘平行，以指腹向上推动，吸气时上抬指腹但不离开腹壁，呼气时向下压腹壁；同样操作进行前正中线的肝脏触诊 2.肝脏双手触诊法：用左手拇指置于季肋部，其余四指置于背部稍用力向上推，右手自脐水平沿右锁骨中线，与呼吸配合，向肋缘滑行移动，直至触及肝缘或肋缘（以上方法可任选一种）	7	
	肝-颈静脉回流征：嘱患者卧床，头垫一枕，张口平静呼吸，医生右手掌紧贴于右上腹肝区，逐渐加压持续10秒，同时观察颈静脉怒张程度	2	
	1.脾脏仰卧位触诊法：左手掌置于患者左腰部第7～10肋处向前托起，右手平放于腹部与肋弓方向垂直，自脐水平开始，与呼吸配合，深部滑行向肋弓方向触诊脾脏，直至触及脾缘或左肋缘 2.脾脏右侧卧位触诊法：嘱患者右侧卧位，右下肢伸直，左下肢屈曲，触诊方法同前（以上方法可任选一种）	5	
	墨菲征检查：以左拇指勾压腹直肌外缘与肋弓交界处，其余四指与肋骨交叉，嘱作深吸气	3	
	肾脏触诊：患者两腿屈曲深呼吸，左手掌托右腰部，右手掌平放于右上腹，平行于右肋缘，深吸气时双手适当用力触诊肾脏同样方法检查左侧	4	
	液波震颤：嘱患者一手立掌置于脐部腹正中线上，医师左手掌轻贴被检者右侧腹壁，右手指指腹部叩击左侧腹壁，再叩击对侧腹壁	3	
	振水音：听诊器置于剑突下胃区或检查者一耳贴近上腹部，四指并拢快速冲击上腹部	2	
注意事项	操作轻柔、注意患者感受	2	
	操作过程中无过多改变患者体位，造成过多不适	2	
	操作完毕后复原患者衣物、被褥	2	
	告知患者检查结果	2	
	对患者的配合表示感谢	2	
备注	不按视听叩触诊顺序检查扣10分		
总分		100	

表 6-28 神经系统体格检查评分标准

项目	内容及评分标准	满分	得分
准备	医师准备：穿工作服，戴口罩、帽子，洗手	2	
	向患者问候，告知患者检查内容、目的及注意事项，取得患者同意	2	
	站在患者右侧，准备检查器具齐备	2	
	评估环境，保护患者隐私	2	
	体位：卧位，完全暴露患者检查部位，注意保暖	2	
浅反射	角膜反射：将一手示指为目标置于被检者眼前约30cm处，引导其向内上方注视，另一手用手捻成细束的棉絮从被检者视野外接近并轻触外侧角膜，避免触及睫毛	8	
	腹部反射：嘱被检者屈膝，使腹壁松弛，用钝头竹签分别沿肋缘下、脐平、腹股沟上的方向，由外向内轻划两侧腹壁皮肤	8	
深反射	肱二头肌反射：被检者前臂屈曲，检查者以左拇指置于被检查者肘部肱二头肌腱上，然后右手持叩诊锤叩击左拇指	6	
	肱三头肌反射：被检查者外展前臂，半屈肘关节，检查者用左手托住其前臂，右手用叩诊锤直接叩击鹰嘴上方的肱三头肌腱	6	
	膝反射：卧位检查时，检查者以左手托起被检者膝关节使之屈曲约120°，用右手持叩诊锤叩击膝盖髌骨下方股四头肌腱	6	
	跟腱反射：被检查者髋及膝关节屈曲，下肢取外旋外展位，检查者左手将被检者足部背屈成直角，以叩诊锤叩击跟腱	6	
病理反射	巴宾斯基征：被检查者下肢伸直，检查者手持受检者踝部，用钝头竹签划足底外侧，由足跟向前至近小趾跖关节处转向拇趾侧	8	
	奥本海姆征：检查者用拇指和示指沿被检者胫骨前缘用力由上向下滑压	6	
	戈登征：检查者用手以一定力量捏压被检者腓肠肌戈登征阴性，表现为足跖面屈曲	6	
脑膜刺激征	颈强直：被检者去枕仰卧，检查者左手托受检查者枕部，右手置于其胸前，作屈颈动作1~2次	6	
	克尼格征：被检者仰卧，检查者托起被检者一侧下肢，使髋、膝关节屈曲成直角，左手按住其膝关节，右手将其小腿抬高伸膝	7	
	布鲁津斯基征：被检者仰卧，双下肢伸直，检查者右手按于其胸前，左手托起其枕部，做头部前屈动作时，观察双膝关节和髋关节是否同时屈曲	7	
注意事项	操作轻柔、注意患者感受	2	
	操作过程中无过多改变患者体位，造成过多不适	2	
	操作完毕后复原患者衣物、被褥	2	
	告知患者检查结果	2	
	对患者的配合表示感谢	2	
备注	每项未进行双侧检查和对比均扣2分；未口述检查结果均扣2分		
总分		100	

【思考题】

1. 鼻旁窦的检查方法。
2. 正常肺下界的位置。
3. 各心脏瓣膜听诊区的位置。

【本节小结】

见图 6-2～6-7。

图 6-2 内科体格检查思维导图

图 6-3 头颈部体格检查思维导图

图 6-4 胸背部体格检查思维导图

图 6-5 心脏体格检查思维导图

图 6-6 腹部体格检查思维导图

图 6-7 神经系统体格检查思维导图

二、胸腔穿刺术

胸腔穿刺术是用于检查胸腔积液的性质，抽气、抽液减轻压迫症状，或通过穿刺途径向胸膜腔内给药的一种诊疗技术。

【学习目标】

1. 掌握胸腔穿刺术的适应证与禁忌证。
2. 掌握胸腔穿刺术穿刺点的选择。
3. 训练掌握胸腔穿刺术的操作方法及步骤。
4. 了解胸腔穿刺术的注意事项。

【教学方法】

1. 使用多媒体视频教学。
2. 在模拟的胸腔穿刺术场景下和胸腔穿刺术模型上对重点难点内容进行讲解示范。
3. 分组在胸腔穿刺术模型上进行胸腔穿刺术操作训练。

【案例导入】

患者，女性，85 岁。因“咳嗽咳痰 1 月，胸闷气急 1 周”就诊，痰白黏，无发热，无咯血。既往史：“高血压”病史 20 余年。查体：T 36.7℃，浅表淋巴结未触及肿大，口唇无发绀，左侧胸廓饱满，呼吸运动减弱肋间隙增宽，语颤减弱，叩诊呈浊音，左肺呼吸音低。

根据患者目前情况应行什么操作以协助诊断？如何操作？

【评分标准】

见表 6-29。

6103

表6-29 胸腔穿刺术评分标准

项目	内容及评分标准	满分	得分
术前准备（10分）	1.与患者及家属沟通，说明穿刺目的、意义、取得配合，询问麻药过敏史，签署知情同意书并告知患者需要配合的事项	3	总分： 评语：
	2.查对患者姓名、床号等，测量生命体征；查阅患者胸部X线片或CT	2	
	3.术者戴口罩、帽子，洗手	2	
	4.检查所需物品：胸腔穿刺包、无菌手套、5mL注射器、50mL注射器、2%利多卡因、0.5%聚维酮碘、棉球、胶布、标本容器等。注：缺少一项扣0.5分，直至3分扣完	3	
操作过程（70分）	1.体位选择：患者取坐位面向椅背，两手交叉抱臂置于椅背，前额伏于前臂上，自然呼吸（放置模型后边操作边口述）	3	
	2.选择适宜穿刺点：宜取叩诊实音最明显处（注：无叩诊动作扣2分），一般在肩胛线或腋后线第7～8肋间穿刺，穿刺点应做好标记	5	
	3.常规消毒：以穿刺点为中心消毒3遍，直径约15cm	5	
	4.检查穿刺包是否在有效期，解开穿刺包外层，戴无菌手套	3	
	5.打开穿刺包内层，检查包内物品是否完善，检查穿刺针通畅性和密闭性，铺无菌洞巾	5	
	6.局麻：检查并抽取2%利多卡因3～5mL，在穿刺部位的下一肋骨的上缘穿刺点注射形成皮丘后自皮肤至壁层胸膜垂直进针，边进针边回抽及注药，若抽到积液则停止注药	5	
	7.穿刺：对比穿刺针进针长度，用止血钳夹住穿刺针后的橡皮胶管。左手拇指和示指固定穿刺点皮肤，右手持穿刺针沿肋骨上缘垂直胸壁缓慢刺入，当针尖达到预定穿刺深度或有落空感后以50mL注射器连接胶管，助手松开止血钳，同时用止血钳协助固定穿刺针，可抽出积液，提示穿刺成功	10	
	8.穿刺结果：第一次操作成功得20分，第二次操作成功得15分，第三次及以上操作成功得10分，未抽出胸腔积液不得分；如左右胸腔穿刺错误，以下均不得分	20	
	9.根据不同检查需要留取适量标本送检	3	
	10.抽液：留取标本后开始抽液，注射器抽满后，助手先用止血钳夹闭胶管，再取下注射器，将液体注入标本容器中，再将注射器接上胶管，打开止血钳，循环操作抽液。抽液量首次不超过600mL，以后每次不超过1000mL。注：要求循环3次	5	
	11.抽液结束后拔出穿刺针，压迫穿刺部位片刻，消毒穿刺部位，覆盖无菌纱布，胶布固定	3	
	12.术后协助患者恢复衣物，嘱患者静卧休息，再次测量生命体征；整理用物，医疗垃圾分类处置	3	
总体评价（20分）	1.综合判定是否操作规范、流畅、态度认真等情况	6	考评时，提问的问题可以变更
	2.提问： （1）胸腔穿刺是多少为宜? （2）胸腔穿刺过程中出现的胸膜反应有哪些?	14	
总分		100	

【思考题】

1. 为什么胸腔穿刺须从肋骨上缘进针？
2. 为什么胸腔穿刺量首次不宜超过 600mL，以后每次不宜超过 1000mL？

3. 胸腔穿刺过程中出现胸膜反应有哪些？如何处理？

4. 胸腔穿刺术的并发症有哪些？

【本节小结】

见图 6-8。

图 6-8　胸腔穿刺术思维导图

三、腹腔穿刺术

腹腔穿刺术，简称腹腔穿刺，常用于检查腹腔积液的性质、穿刺放液以减轻因大量腹水引起的呼吸困难或腹胀症状，或通过穿刺腹腔内给药。

【学习目标】

1. 掌握腹腔穿刺术的适应证与禁忌证。
2. 掌握腹腔穿刺术穿刺点的选择。
3. 训练掌握腹腔穿刺术的操作方法及步骤。
4. 了解腹腔穿刺术的注意事项。

【教学方法】

1. 使用多媒体视频教学。
2. 在模拟的腹腔穿刺术场景下对重点难点内容进行讲解示范。
3. 分组在腹腔穿刺术模型上进行腹腔穿刺术训练。

【案例导入】

患者，男性，56 岁。因“腹胀，纳差 1 月”就诊，无发热，无胸痛，无腹痛。既往史：“慢性乙肝”病史 20 余年。查体：腹部膨隆，移动性浊音（+）。

根据患者目前情况，①为确诊，请为该患者安排必要的检查措施。②腹部 B 超提示大量腹腔积液，应行何种处理以缓解症状？③大量放腹水患者术后为何要用腹带加压包扎？

【评分标准】

见表 6-30。

6104

表 6-30 腹腔穿刺术评分标准

项目	内容		分值	扣分	备注
准备质量标准（10分）	1. 仪表端庄，态度和蔼		1		
	2. 用品准备齐全：消毒用品，无菌手套、腹腔穿刺包、麻醉药品、注射器、无菌纱布胶布、腹带等；检查各种消毒物品的有效消毒日期		2		
	3. 向患者或家属说明检查的目的、意义、取得合作，签署知情同意书		2		
	4. 查对患者姓名、性别、年龄、床号，排空尿液		1		
	5. 了解患者病情，腹部检查（腹围、腹部浊音），测量血压、脉搏，明确适应证，排除禁忌证		2		
	6. 操作者洗手，戴口罩、帽子		2		
操作质量标准（70分）	1.患者体位	一般平卧位，急腹症患者，可取侧卧位	4		
	2.穿刺部位	①通常取左下腹脐与左髂前上棘连线中外1/3交点处；②取脐与耻骨联合连线中点上方1.0cm、偏左或偏右1.5cm处；③必要时B超指导定位	7		
	3. 操作步骤	（1）消毒皮肤，打开穿刺包，戴无菌手套，铺洞巾（4分），注意检查穿刺针通畅性及气密性（4分）	8		
		（2）2%利多卡因局部浸润麻醉，注射前注意核对麻醉药（2分）。先从穿刺点斜行进针，注射一个皮丘（2分），再垂直逐层浸润麻醉，注意每次注射麻醉药之前要回抽，无血液方可注射麻醉药（4分）	8		总分： 评语：
		（3）夹闭针尾橡胶管，术者左手固定穿刺部位皮肤，沿穿刺点"Z"字形进针，穿刺进针时先斜后直，有突破感后停止进针，确认进入腹腔，助手戴无菌手套用无菌止血钳协助固定穿刺针，连接50mL注射器后松止血钳或者打开关闭夹进行缓慢匀速抽液	15		
		（4）标本送检：根据病情需要分别送检常规、生化、细菌培养、病理等检查但应注意，抽取的第一管标本应舍弃或不送常规	4		
		（5）抽液完毕，拔出穿刺针，局部涂以2%碘酊后敷以无菌纱布，压迫片刻，用胶布固定后嘱患者静卧。腹压高的患者，穿刺后需腹带加压包扎	8		
		（6）收拾检查器械，放到指定地点，填写化验单	4		
		（7）再次评估患者呼吸、脉搏、血压，测腹围，交代患者注意事项，书写术后病程记录并签名	12		
总体评价（20分）	1. 综合判定是否操作规范、态度认真和语言流利等情况		6		考评时，提问的问题可以变更
	2. 提问： （1）腹腔穿刺的适应证、禁忌证 （2）术前、术中、术后注意事项		14		

【思考题】

1. 腹腔穿刺的适应证与禁忌证。
2. 腹腔穿刺过程中出现腹膜反应是何反应？应如何处理？

3. 腹腔穿刺的并发症有哪些？如何处理？

【本节小结】

见图 6-9。

图 6-9　腹腔穿刺术思维导图

四、骨髓穿刺术

骨髓穿刺术，简称骨髓穿刺，是一种抽取骨髓液检查骨髓细胞学、原虫和细菌学、免疫分型、遗传学分析等相关内容的常用诊断技术。用于临床各种血液系统疾病的诊断以及鉴别诊断。

【学习目标】

1. 掌握骨髓穿刺术的适应证与禁忌证。
2. 掌握骨髓穿刺术穿刺点的选择。
3. 训练掌握骨髓穿刺术的操作方法及步骤。
4. 了解骨髓穿刺术的注意事项。

【教学方法】

1. 使用多媒体视频教学。
2. 在模拟的骨髓穿刺术场景下对重点难点内容进行讲解示范。
3. 分组在骨髓穿刺术模型上进行骨髓穿刺术操作训练。

【案例导入】

患者，男性，36 岁。因“全身皮肤多处瘀点瘀斑 1 周”就诊，无发热，无胸痛，无腹痛。既往史：平素体质可。查体：T37.0℃，躯干及四肢多处瘀点瘀斑，脾肋下两指。

根据患者目前情况，①为确诊，作为诊治大夫，此时你将如何处理？②血常规提示 WBC 8.6×10^9/L，Hb 130g/L，PLT 1×10^9/L，你又如何诊断和处理？

【评分标准】

见表 6-31。

6105

表 6-31 骨髓穿刺术评分标准

项目	内容		分值	扣分	备注
准备质量标准（10分）	1. 仪表端庄，态度和蔼		1		
	2. 用品准备齐全：消毒用品，无菌手套、骨髓穿刺包、玻片、麻醉药品、注射器、无菌纱布等；检查各种消毒物品的有效消毒日期		2		
	3. 向患者或家属说明检查的目的、意义、争取合作签署知情同意书		2		
	4. 查对患者姓名、性别、年龄、床号，最好排空尿液		1		
	5. 了解患者病情，明确适应证，排除禁忌证		2		
	6. 操作者洗手，戴口罩、帽子		2		
操作质量标准（70分）	1.患者体位	（1）髂前上棘、胸骨取仰卧位； （2）髂后上棘取侧卧位或俯卧位； （3）腰椎棘突取侧卧位或坐位	7		总分： 评语：
	2. 穿刺部位	（1）髂前上棘：髂前上棘后1～2cm处； （2）髂后上棘：骶椎两侧，臀部上方突出处	7		
	3. 操作步骤	（1）消毒皮肤，打开穿刺包，戴无菌手套，铺洞巾（4分）。注意检查穿刺针是否通畅，穿刺针与注射器是否干燥，针芯是否合适（2分）。调整穿刺深度，胸骨髓穿刺刺约1cm，髂骨髓穿刺刺约1.5cm（2分）	8		
		（2）2%利多卡因局部浸润麻醉，注射前注意核对麻醉药（2分）。先从穿刺点斜行进针，注射一个皮丘（2分），再垂直骨面逐层浸润麻醉至骨膜，并以穿刺点为中心，多点麻醉周围骨膜，注意每次注射之前要回抽，无血液方可注射麻醉药（4分）	8		
		（3）术者左手指和食指固定穿刺部位，绷紧皮肤，右手持穿刺针与骨面垂直刺入，胸骨髓穿刺刺应与骨面呈45°刺入。穿刺针接触骨质后，穿刺针左右旋转进针，缓缓刺入骨质。当感到阻力突然消失，再进针1cm，停止进针，穿刺针固定后表明针已在骨髓腔内。拔出针芯，接上10mL或20mL无菌干燥注射器，适当力度抽取骨髓0.2mL左右	12		
		（4）将骨髓液滴在玻片上，立即涂片，送检细胞形态学及细胞化学染色检查。注意推片与玻片呈30°～45°角，稍用力匀速推开，制备的髓片应头、体、尾分明并有一定长度，使细砂样浅肉色骨髓小粒均匀分布。若需细菌培养，则再抽取5～10mL注入培养瓶	4		
		（5）抽骨髓液完毕，重新插入针芯，拔出穿刺针，局部涂以2%碘酊后敷以无菌纱布，压迫片刻，用胶布固定后嘱患者静卧	8		
		（6）收拾检查器械，放到指定地点，填写化验单	4		
		（7）观察患者呼吸、脉搏、血压，书写术后病程记录并签名	12		
总体评价（20分）	1. 综合判定是否操作规范、态度认真和语言流利等情况		6		考评时，提问的问题可以变更
	2. 提问： （1）骨髓穿刺的适应证、禁忌证 （2）术前、术中、术后注意事项		14		

【思考题】

1. 骨髓穿刺的适应证与禁忌证是什么？
2. 如何选择骨髓穿刺点？
3. 骨髓穿刺的并发症有哪些？如何处理？

【本节小结】

见图 6-10。

图 6-10　骨髓穿刺思维导图

五、腰椎穿刺术

腰椎穿刺术，简称腰穿，是通过采集脑脊液（cerebro spinal fluid，CSF）样本反映颅内或脊髓病变的辅助检查，临床上往往应用于神经系统感染性疾病、蛛网膜下腔出血、免疫原性疾病、脱髓鞘疾病、脑膜癌以及阿尔茨海默病、帕金森病等神经系统变性疾病的诊断及鉴别诊断，也可以测定颅内压力以及通过注射药物进行疾病治疗。

【学习目标】

1. 掌握腰椎穿刺术的适应证与禁忌证。
2. 掌握腰椎穿刺术穿刺点的选择。
3. 训练掌握腰椎穿刺术的操作方法及步骤。
4. 了解腰椎穿刺术的注意事项。

【教学方法】

1. 使用多媒体视频教学。
2. 在模拟的腰椎穿刺术场景下对重点难点内容进行讲解示范。
3. 分组在腰椎穿刺术模型上进行腰椎穿刺术操作训练。

【案例导入】

患者，男性，38 岁，因“发热 5 天，头痛伴呕吐 2 天”就诊。患者 1 周前有感冒病史，后持续发热 5 天，体温最高达 38.8℃，曾赴家附近诊所就诊给予输液治疗，症状未见好转。2 天前出现双侧颞部胀痛，伴恶心呕吐，无胸痛，无腹痛。平素体健。查体：T37.9℃，神清，精神可，回答准确，双侧瞳孔等大等圆，光反射灵敏，伸舌居中，颈抵抗，克氏征（+），四肢肌力Ⅴ级，腱反射（++），双侧病理征（-）。

题目 1　为明确诊断，进一步需完成什么检查？

题目 2　发现患者唇部疱疹，而且有自言自语，说胡话，躁动不安。颅脑 CT 未见明显异常。辅助检查回报：脑脊液压力 210mmH_2O，脑脊液白细胞数 150×10^6/L，中性粒细胞 63%，单核细胞 37%，蛋白质 940mg/L，糖 4.32mmol/L，氯化物 123mmol/L，潘氏试验阴性。脑脊液革兰染色、抗酸及墨汁染色均阴性。脑脊液 PCR 示 HSV-1 核酸阳性。颅脑 MR 示双侧额叶、颞叶不对称，长 T1 长 T2 信号。请提出最可能的诊断及下一步诊疗计划。

6106

【评分标准】

见表 6-32。

表 6-32　腰椎穿刺术评分标准

项目	内容		分值	扣分	备注
准备质量标准（10分）	1. 仪表端庄，态度和蔼		1		总分： 评语：
	2. 用品准备齐全：消毒用品，无菌手套、腰椎穿刺包、麻醉药品、注射器、无菌纱布、胶布等；检查各种消毒物品的有效消毒日期		2		
	3. 向患者或家属说明检查的目的、意义、取得合作，签署知情同意书		2		
	4. 查对患者姓名、性别、年龄、床号，排空尿液		1		
	5. 了解患者病情，查看检查报告如CT/MRI报告、血常规、凝血功能等，明确适应证，排除禁忌证，确认需要的操作无误		2		
	6. 操作者洗手，戴口罩、帽子		2		
操作质量标准（70分）	1. 患者体位	根据病情和需要可取左侧卧位或右侧卧位，屈髋屈膝抱头，尽量使患者舒适，以便能耐受较长手术时间	5		
	2. 穿刺部位	选择适宜穿刺点：以髂嵴最高点连线与后正中线的交点处为穿刺点（相当于3-4腰椎棘突间隙），也可在上一或下一腰椎间隙进行	7		
	3. 操作步骤	（1）消毒皮肤，打开穿刺包，戴无菌手套，铺洞巾，注意检查穿刺针通畅性	8		
		（2）2%利多卡因局部浸润麻醉，注射前注意核对麻醉药，先从穿刺点斜行进针，注射一个皮丘，再垂直逐层浸润麻醉，注意每次注射麻醉药之前要回抽，无血液方可注射麻醉药	6		
		（3）左手固定穿刺部皮肤，右手持穿刺针以垂直背部的方向缓慢刺入，针尖斜面必须向上，可稍倾向头部方向，当感觉两次突破感后可将针芯慢慢抽出，见脑脊液流出	15		
		（4）测颅内压，做压腹及压颈试验	5		
		（5）脑脊液标本做好标记并送检（常规、生化、培养等）	8		
		（6）回套针芯，拔出穿刺针，消毒穿刺部位，纱布覆盖，胶布固定	4		
		（7）再次评估患者，交代患者去枕平卧4～6小时等注意事项，书写术后病程记录并签名	8		
		（8）物品复原，污物的处理，注意垃圾分类	4		
提问（20分）	1. 综合判定是否操作规范、态度认真和语言流利等情况		6		考评时，提问的问题可以变更
	2. 提问： （1）腰椎穿刺的适应证、禁忌证 （2）术前、术中、术后注意事项		14		

【思考题】

1. 腰椎穿刺的适应证与禁忌证是什么?
2. 如何选择腰椎穿刺点?
3. 腰穿的并发症有哪些?如何处理?

【本节小结】

见图 6-11。

图 6-11　腰椎穿刺思维导图

六、心电图

心电图（electrocardiogram，ECG）是利用心电图机从体表记录心脏每一心动周期所产生电活动变化图形的技术。是临床最常用的检查之一，其应用广泛。心电图是诊断心律失常的金标准，也是诊断心肌缺血、心肌梗死以及心脏肥厚等心脏疾患的重要指标，同时也是判断药物或电解质对心脏影响及人工心脏起搏状况的重要监测指标。

【学习目标】

1. 掌握心电图检查的适应证。
2. 掌握心电图检查常规 12 导联及 18 导联各探查电极的放置位置。
3. 训练掌握心电图检查的操作方法及步骤。
4. 了解心电图检查的注意事项。

【教学方法】

1. 使用多媒体视频教学。
2. 在模拟的心电图检查场景下对重点难点内容进行讲解示范。
3. 分组在心电图检查模型上进行心电图检查训练。

【案例导入】

患者，男性，56 岁。因“胸痛 3 天，加重 1 小时”由 120 送至急诊，患者心前区持续闷痛，向左肩放射，伴大汗，感恶心，无发热，无腹痛。既往史：“高血压”病史 10 余年；3 年前因车祸致左下肢严重外伤，行左下肢截肢术，目前左下肢仅存约长 30cm 的残端；3 年前手术中有输血史。查体：神清，急性痛苦面容，BP 85/46mmHg，HR 92 次 / 分，律齐，心音低钝，未闻及病理性杂音，腹软，无压痛及反跳痛。

根据患者目前情况，1. 导致该患者胸痛的疾病可能会有哪些？为确诊，请为该患者安排必要的检查措施。2. 若要为该患行心电图检查，如何完成？注意事项有哪些？3. 辅助检查回报：心电图如下图所示，TnI（超敏）肌钙蛋白 I 5.8μg/L（正常值＜0.1μg/L）。此时，你考虑该患主要诊断是什么？ 4. 应行哪些处理？

6107

【评分标准】

见表 6-33。

表 6-33　心电图操作评分标准

项目	内容		分值	扣分	备注
准备质量标准（15分）	1. 仪表端庄，态度和蔼		2		总分： 评语：
	2. 用品准备齐全：心电图机、电源线、导联线、探查电极、心电图记录纸、导电糊、酒精棉球、棉签、纱布、分规、记录笔、报告单		5		
	3. 室内保持温暖，关门窗，必要时置屏风，家属、陪客离开病室		2		
	4. 查对患者姓名、性别、年龄、床号，解释目的、如何配合		2		
	5. 暴露连接部位：两手腕内侧、两下肢内踝、解松衣扣		2		
	6. 操作者洗手，戴口罩、帽子		2		
操作质量标准（65分）	1.患者体位	平卧位	1		
	2.皮肤准备	导联连接部位用酒精棉球擦拭	2		
	3. 操作步骤	（1）正确连接导联线红-右臂、黄-左臂绿-左腿、黑-右腿；V1（红）：胸骨右缘第四肋间；V2（黄）：胸骨左缘第四肋间；V3（绿）：V2与V4连线中点；V4（褐）：左锁骨中线与第五肋间交点；V5（黑）：与V4同一水平的腋前线处；V6（紫）：与V4同一水平的腋中线处	25		
		（2）调节参数：定准电压及描记速度	8		
		（3）（口述）9个导联应连续描记3个完整波形	15		
		（4）去除各导联线，关机	4		
		（5）安置患者，整理用物	4		
		（6）在心电图上标出姓名、日期、时间、心电图导联，观察有无异常改变	6		
提问（20分）	1. 综合判定是否操作规范、态度认真和语言流利等情况		6		考评时，提问的问题可变更
	2. 提问： （1）心电图检查的目的、意义 （2）心电图检查的注意事项		14		

【思考题】

1. 心电图检查的适应证与禁忌证是什么？
2. 肢体不完整患者心电图检查时应如何处理？
3. 右位心患者行心电图检查需要注意什么？

【本节小结】

见图 6-12。

图 6-12 心电图检查思维导图

七、三腔二囊管止血法

三腔二囊管插管属于食管、胃底静脉曲张破裂出血患者的紧急止血操作。三腔二囊管由三腔管、食管气囊和胃气囊三部分构成。其操作的目的是通过胃气囊及食管气囊充气膨胀后，利用柔软的气囊压力直接压迫在出血的曲张静脉上，从而达到紧急止血的作用。

【学习目标】

1. 掌握三腔二囊管插管的适应证与禁忌证。
2. 训练掌握三腔二囊管插管的操作方法及步骤。
3. 了解三腔二囊管插管的注意事项。

【教学方法】

1. 使用多媒体视频教学。
2. 在模拟的三腔二囊管插管场景下对重点难点内容进行讲解示范。
3. 分组在三腔二囊管插管模型上模拟临床三腔二囊管插管训练。

【案例导入】

患者，男性，58 岁。因“腹胀，纳差 5 月，呕血 6 天”到急诊就诊，无发热，无胸痛，无腹痛。既往史：“慢性乙肝”病史 20 余年。6 天前因胃底静脉曲张破裂出血于当地医院行胃底静脉组织胶注射术，术后患者拒绝住院，返回家中，今早突然反复大呕血 3 次，量共约 600mL，被救护车送急诊抢救。查体：意识模糊，重度贫血貌，皮肤巩膜黄染，四肢厥冷，BP 83/51mmHg，HR 112 次 / 分，腹部膨隆，腹壁静脉曲张，脾脏肋下 4 指，移动性浊音（+）。辅助检查：血常规提示 WBC 8.6×10^9/L，Hb 57g/L，PLT 50×10^9/L。肝功能指标：ALT 134U/L，AST 195U/L。

根据患者目前情况，①作为主诊医生，您会为该患者如何安排药物止血治疗及进一步的紧急止血治疗措施？②三腔二囊管留置 24 小时后，患者出血停止，拟行拔管时出现明显的阻力，该如何处理？

【评分标准】

见表 6-34。

表 6-34　三腔二囊管插管评分标准　　6108

项目	内容		分值	扣分	备注
准备质量标准（10分）	1. 仪表端庄，态度和蔼		1		
	2. 用品准备齐全：治疗盘、无菌碗2个、三腔二赛管、手套布、短镊子2个、冰冻生理盐水、50mL注射器2副、止血钳3把、液体石蜡、棉签或固定套、弹簧夹、治疗巾数条、小弯盘；负压吸引器；血压计、听诊器、手电筒、压舌板、标记笔；0.5kg重物		2		
	3. 向患者或家属说明检查的目的、意义、取得合作，签署知情同意书		2		
	4. 查对患者姓名、性别、年龄、床号		1		
	5. 了解病史（阅胸片、B超检查或CT片，望、触、叩、听诊）		2		
	6. 操作者洗手，戴口罩、帽子		2		
操作质量标准（70分）	1.患者体位	根据病情，取侧卧位或平卧位、头偏向一侧	7		总分： 评语：
	2. 检查	弯盘置于患者口角；戴手套，检查三腔二囊管是否通畅，气囊是否漏气，胶皮是否老化，测试气囊注气量并测量压力，一般胃囊需注气200～300mL，食管囊需注气100～150mL，并测压，三根接头分别贴上标记	7		
	3. 操作步骤	（1）比量长度：患者前额发际至剑突的长度，做好标记（一般插入长度自开始端标记65cm或自二囊衔接处标记55cm）	4		
		（2）液体石蜡润滑三腔二囊管前50～60cm，润滑鼻腔，润滑前用注射器将二囊内气体抽尽后夹闭导管	8		
		（3）在患者鼻腔内涂液状石蜡，将三腔二囊管从鼻腔中缓慢插入，到咽喉部时嘱患者做吞咽动作使三腔二囊管顺势插入，插入65cm，胃管内抽出胃内容物或向胃内注气能听到胃内气过水音可证明三腔二囊管插入胃内，特别是反应差的患者一定要确定三腔二囊管在胃内才能往胃内注入液体，将胃管前端用止血钳夹紧	15		
		（4）注气及牵引：证实三腔二囊管在胃内后向胃囊内注气200～300mL（囊内压50mmHg），并用钳子钳住以免漏气，将三腔二囊管往外牵引直到有中等弹性阻力，表示胃囊压于胃底贲门部，牵引力为0.5kg通过滑轮牵引三腔二囊管，角度呈45°左右	8		
		（5）经观察仍未止血者，再向食管囊注气100～150m1（气囊内压30～40mmHg），用止血钳夹紧食道气囊开口端	8		
		（6）胃管腔接胃肠减压器，定时抽吸	4		
		（7）收拾检查器械，放到指定地点	4		
		（8）观察患者呼吸、脉搏、血压，书写术后病程记录并签名	5		
提问（20分）	1. 综合判定是否操作规范、态度认真和语言流利等情况		6		考评时，提问的问题可以变更
	2. 提问： （1）三腔二囊管插管的适应证、禁忌证 （2）术前、术中、术后注意事项		14		

【思考题】

1. 三腔二囊管插管的适应证与禁忌证是什么？

2. 三腔二囊管插管的并发症有哪些？如何预防或处理？

【本节小结】

见图 6-13。

图 6-13　三腔二囊管插管思维导图

八、无创呼吸机

无创机械通气是指无须建立人工气道（如气管插管、气管切开等）的机械通气方法，包括气道内正压通气和胸外负压通气等。无创正压机械通气（noninvasive positive pressure ventilation，NPPV）是指无创的正压通气方法，包括双水平正压通气（bi-level positive airway pressure，BiPAP）和持续气道内正压（continuous positive airway pressure，CPAP）等多种气道内正压通气。

【学习目标】

1. 掌握无创呼吸机临床应用的适应证与禁忌证。

2. 训练掌握无创呼吸机临床使用的操作方法及步骤。

3. 了解无创呼吸机临床使用过程中的常见问题及注意事项。

【教学方法】

1. 使用多媒体教学。

2. 在临床常用的无创呼吸机上进行讲解与示范操作，并分组进行操作练习。

【案例导入】

患者，男性，70 岁。因“反复咳嗽咳痰 10 余年，气促 5 年，加重 1 周”就诊，痰黄黏，无发热，无咯血。个人史：吸烟史 40 余年，20 支 / 日，戒烟 3 年。查体：T 36.8℃，呼吸急促，口唇发绀，球结膜略水肿，桶状胸，双肺呼吸音低，双肺可闻及散在干啰音，右下肺可闻及少许湿啰音。血气分析：pH 7.32，PaO_2 56mmHg，$PaCO_2$ 74mmHg，HCO_3^- 32.4mmol/L

根据患者目前情况给出诊断，并判断是否需无创呼吸机辅助通气治疗？

【评分标准】

6109

见表 6-35。

表 6-35　无创呼吸机使用评分标准

项目	内容及评分标准	满分	得分
操作前准备（25分）	1.判断患者是否可进行无创呼吸机辅助通气，有无禁忌证	4	
	2.向患者说明使用无创呼吸机的目的，消除其顾虑及精神紧张，取得患者知情同意，解释如何配合呼吸机	4	
	3.医师戴口罩、帽子，洗手	2	
	4.监测患者生命体征，检测动脉血气	4	
	5.根据病情及脸型选择合适的面罩或鼻罩	2	
	6.正确连接呼吸机管路	4	
	7.接通电源，开机，检测呼吸机及湿化器能否正常工作	5	
操作过程（55分）	1.调整患者体位，常用半卧位（30°～45°）	3	
	2.根据患者病情选择合适的呼吸机模式及起始参数	10	
	3.将供氧设备与呼吸机相连，并选择合适的给氧浓度	4	
	4.将呼吸机通过鼻/面罩与患者相连，调整好鼻/面罩的位置和头带的松紧度并固定头带，要求头带下可插入1～2根手指，使之佩戴舒适，漏气量最小	5	
	5.开始运行呼吸机，监测患者呼吸指标	7	
	6.逐渐调整呼吸机参数	7	
	7.听诊双肺呼吸音评估通气效果	4	
	8.交代注意事项，介绍咳痰时撤除面罩的方法	4	
	9.及时处理呼吸机报警	5	
	10. 复查患者动脉血气，并根据结果调整呼吸机参数	6	
总体评价（20分）	1.整个操作过程手法熟练、动作流畅	6	
	2.提问： （1）无创正压通气的适应证与禁忌证 （2）无创正压通气的常见并发症及预防	14	
总分		100	

【思考题】

1. 如何评价 NPPV 治疗有效?

2.NPPV 常见并发症的处理及预防措施是什么?

【本节小结】

见图 6-14。

图 6-14　无创呼吸机思维导图

第二节 外科基本技能操作规程及评分标准（含模拟竞赛示例）

一、外科常用手术器械

外科手术是一种常见的治疗方式，而手术器械是外科手术中必不可少的工具。正确地选择和使用手术器械对于手术的顺利进行和术后康复具有至关重要的作用。

1. 手术刀 手术刀是外科手术中的重要工具，主要用于切割和分离组织。常用的手术刀由刀片和刀柄两部分组成。

按照形态，手术刀片可以分为圆刀、弯刀、三角刀。按大小，可以分为大刀片、中刀片、小刀片。刀柄也可根据大小和长短分型，一把刀柄可以安装几种不同型号的刀片。

手术刀的使用方法可以分为四种。执弓式、执笔式、握持式、反挑式。

（1）执弓式：是常用的执刀法，力量较轻，可较快切开疏松组织，动作范围广而灵活，用力涉及整个上肢，主要在腕部。用于较长的皮肤切口及腹直肌前鞘的切开等。

（2）执笔式：动作的主要用力在指部，用于短距离精细操作，如解剖血管、神经，腹膜切开和短小切口等。

（3）握持式：又名抓持式，全手握持刀柄，拇指与示指紧捏刀柄刻痕处，主要活动力点是肩关节。用于切割范围广、组织坚厚、需要用较大力量切开的组织。

（4）反挑式：是执笔式的一种转换形式，刀刃向上挑开，以免损伤深部组织，操作时先刺入，用力在手指。多用于脓肿切开，防止损伤深层组织。

2. 剪刀 手术剪刀是一种用于手术过程中的专业工具，主要用于剪断缝线、组织、血管和神经等。手术剪刀的形状和大小各不相同，有尖、钝、直、弯、长、短等各种类型。每种剪刀都有其特定的用途和优点。以下是几种常见的手术剪刀：①直剪刀，最常见的手术剪刀之一，用于浅部手术的操作；②弯剪刀，用于深部手术操作；③组织剪，锐利而精细，多为弯剪，用于解剖、剪断或分离剪开组织；④线剪，刀刃较厚，多为直剪，用于缝线、辅料、引流管等剪断。

3. 血管钳 主要用于夹住血管以实现血液阻断。止血钳有各种不同的设计和规格，包括大、小、有齿、无齿、直形、弯形等，以便适应不同的手术部位和操作需求。血管钳的钳环旁均有锁扣，扣紧锁扣后松开手指，血管钳依旧保持夹闭状态。在手术中，当患者出血时，医生可以首先使用止血钳夹住血管，以阻止血液流出。然后，医生可以根据需要使用其他手术器械进行进一步的操作，如缝合血管或清除血肿等。

血管钳的作用除了止血，还可以分离、解剖、夹持组织，缝合时牵引缝线，辅助拔出缝针，亦可代替镊子使用。代镊使用时血管钳不宜夹持皮肤、脏器及较脆弱的肠管组织，切不可扣紧钳柄上的齿槽。

常用的血管钳有直血管钳、弯血管钳及蚊式血管钳等。直血管钳用于夹持浅层组织出血，协助拔针等用。弯血管钳用于夹持深部组织或内脏血管出血，有长、短两种。蚊式血管钳为细小精巧的血管钳，有直、弯两种，用于脏器、面部及整形等手术的止血，不宜做大块组织钳夹用。

4. 手术镊子 手术镊子主要用于夹持和牵引组织，以便于手术操作。镊子的尖端有不同形状，例如无齿镊、有齿镊（包括鼠齿镊和皮镊）、精细镊子（用于精细的手术操作，如微血管吻合等）、带钩镊子（用于夹持和提起组织）等。可根据不同需要进行选择。

5. 持针器 持针器又称持针钳，用于夹持和操作缝针，并具有不同的长度和形状，以适应不同的手术需求。在手术中，医生用持针器的前 1/3 夹住缝针的中、后 1/3 交界处为宜，多数情况下夹持的针尖应向左，特殊情况可向右，缝线应重叠 1/3，且将绕线重叠部分放于钳嘴内，若将针夹在持针器中间，则容易将针折断。然后进行缝合等操作。持针器的设计使得医生能够灵活地控制缝针的方向和位置，以便更好地完成手术操作。

6. 卵圆钳 又名持物钳，分为有齿纹、无齿纹两种。有齿纹的卵圆钳主要用于夹持、传递已消毒的器械、缝线、缝针、敷料、引流管等，也用于钳夹蘸有消毒液的棉球、纱布，以消毒手术野的皮肤，或用于手术野深处拭血。无齿纹的海绵钳用于夹持肠管等脏器，协助暴露。手术室及换药室通常将无菌卵圆钳置于消毒的泡镊桶内，用于夹取无菌物品，不能用于换药。取出或放回时应将头端闭合，勿碰容器口，也不能接触器械台。

7. 组织钳 又称艾丽丝钳，其前端稍宽，有一排细齿似小耙，对组织的压榨较血管钳轻。可用于夹持纱巾垫与切口边缘的皮下组织，也可用于夹持组织或皮瓣作为牵引。

8. 布巾钳 前端弯而尖，似蟹的大爪，用于固定铺盖手术切口周围的手术巾。

9. 直角钳 用于游离和绕过主要血管、胆道等组织的后壁，如胃动脉、肾动脉、胆囊管等。

10. 肠钳 有直、弯两种。钳叶扁平有弹性，轻夹时两钳叶间有一定的空隙，钳夹的损伤作用很小，用于暂时阻止胃肠壁的血管和内容物流动，使用时可外套乳胶管，以减少对肠壁的损伤。

11. 拉钩 又称牵引钩或牵开器，用于显露手术野。常用的有皮肤拉钩、甲状腺拉钩、方拉钩、S 状拉钩、自动拉钩。

（1）皮肤拉钩：为耙状牵开器，用于浅部手术的皮肤拉开。

（2）甲状腺拉钩：为平钩状，常用于甲状腺部位的牵拉暴露，也常用于腹部手术做腹壁切开时的皮肤、肌肉牵拉。

（3）方拉钩：也叫腹腔平头拉钩，较宽大的平滑钩状，用于腹腔较大的手术。

（4）S 状拉钩：是一种如“S”状腹腔深部拉钩。使用拉钩时，应以纱垫将拉钩与组织隔开，拉力应均匀，不应突然用力或用力过大，以免损伤组织。

（5）自动拉钩：为自行固定的牵开器，腹腔、胸腔等手术均可使用。

12. 吸引器 用于吸去手术野中出血、渗出物、脓液、空腔脏器中的内容物等，使手术野清楚，减少污染机会。吸引头结构和外形有多种，主要有单管及套管型，尾部以吸引管接于负压瓶上待用。

（1）单管吸引头用于吸取手术野的血液及胸腹腔内液体等。

（2）套管吸引头主要用于吸取腹腔内的液体，其外套管有多个侧孔及进气孔，可避免大网膜、肠壁等被吸住，堵塞吸引头。

13. 缝针 手术缝针是外科手术中用于缝合切口、连接组织的重要器械。根据不同的用途和需要，手术缝针的种类也有所不同。它由 3 个基本部分组成，即针尖、针体和针尾。按针尖可分为圆针、三角针。按针体可分为直针、弯针。

（1）圆针：用于缝合一般软组织，如筋膜、腹膜、胃肠壁、血管和神经等，根据弧度不同分为 1/2、3/8 弧度等，弧度大者多用于深部组织。

（2）三角针：前半部为三棱形，较锋利，用于缝合皮肤、软骨、韧带等坚韧组织，损伤性较大。无论用圆针还是三角针，原则上应选用针径较细者，损伤较少，但有时组织韧性较大，针径过细易于折断，故应合理选用。

（3）直针：适合于宽敞或浅部操作时的缝合，如皮肤及胃肠道黏膜层的缝合，有时也用于肝脏的缝合。

（4）弯针：在临床应用最广，适于狭小或深部组织的缝合，几乎所有组织和器官均可选用不同大小、弧度的弯针做缝合。在使用弯针缝合时，应顺弯针弧度从组织拔出，否则易折断。

目前临床逐渐采用针线一体的缝合针（无针眼），对组织所造成的损伤小（针和线的粗细一致），可防止缝线在缝合时脱针，同时免去引线的麻烦。无损伤缝针属于针线一体类，可用于血管、神经及大部分组织的吻合。

14. 缝线 手术缝线是指在外科手术或外伤处置过程中，用于结扎止血、缝合止血和组织缝合的特殊线。

根据材质，手术缝合线可以分为可吸收线和不可吸收线两大类。可吸收线，顾名思义，是指可以被身体吸收的缝合线，通常由人体可吸收材料制成，包括肠线、胶原蛋白缝合线等。可吸收线的优点在于无须进行拆线处理，可以由人体自然吸收，从而降低患者痛苦和感染的风险。不可吸收线则是指不能被身体吸收的缝合线，如丝线、聚合物缝合线等。这类缝合线需要在伤口愈合后进行拆线处理，虽然拆线过程可能会给患者带来一定痛苦，但因其价格低廉、操作简便等优势，仍被广泛应用于临床实践中。在手术过程中，选择何种类型的缝合线取决于手术部位、患者情况和医生偏好等因素。一般来说，对于小的伤口或组织缝合，可吸收线是较为理想的选择；而对于较大的伤口医生可能会选择使用不可吸收线。

各种缝线的粗细以号数与零数表示。中国常以号数表达，从细到粗为：1#、4#、7#、10#；美国则以零数表达，由粗到细为：1-0、2-0……10-0。

15. 现代科技器械

现如今，随着科技的发展和进步，一些新型的外科手术器械已在临床广泛使用，并取得很好的效果。如电刀、超声刀、缝合器等。

（1）电刀：又名高频电刀，是一种取代传统手术刀进行组织切割的现代外科器械。它通过有效电极尖端产生的高频高压电流与肌体接触时对组织进行加热，实现对肌体组织的分离和凝固，从而起到切割和止血的目的。可分为单极电刀、双极电刀。

（2）超声刀：超声切割止血刀，主要用于生物组织的切割与血管闭合等操作。具有出血少、对周围组织伤害少、术后恢复快等特点，其作用于人体组织起到切割与凝闭的作用，不会引起组织干燥、灼伤等副作用，刀头工作时也没有电流通过人体，目前在手术室中有着广泛的应用，有无血手术刀之称。

（3）缝合器：吻合器是医学上使用的替代传统手工缝合的设备。吻合器的原理与订书机相似，即将很多小的钛钉按照一定的间隔在特制的器械上排列成2～3圈（或2～3排），激发后钛钉的两个脚闭合起来，从而使两段组织连接起来，同时钛钉之间有刀片发出，可以在钛钉之间将组织切断，从而完成缝合。

根据使用场景不同，有切割闭合器、吻合器等。

【常用持针钳方法】

常用持针钳方法有掌握法、指套法、掌指法。

1. 掌握法　即用手掌握拿持针钳，钳环紧贴鱼际肌上，拇指、中指、无名指和小指分别压在钳柄上，后三指并拢起固定作用，示指压在特针错前部近轴节处。利用拇指及鱼际肌和掌指关节活动推展，张开持针钳柄环上的齿扣，松开齿扣及控制持针钳的张口大小来持针。合拢时，拇指及鱼际肌与其余掌指部分对握即将扣锁住。此法缝合稳健，容易改变缝针的方向，缝合顺利，操作方便。

2. 指套法　即指扣法，为传统执法。用拇指、无名指套入钳环内，以手指活动力量来控制持针钳的开闭，并控制其张开与合拢。

3. 掌指法　拇指套入钳环内，示指压在钳的前半部做支撑引导，其余三指压钳环固定于掌中。拇指可以上下开闭活动，控制持针钳的张开与合拢。

【本节小结】

见图6-15。

图6-15　外科常用手术器械思维导图

二、外科洗手、穿脱手术衣（含戴无菌手套）

外科洗手和穿脱手术衣是外科手术中的重要步骤。可以有效预防和控制病原体传播到患者手术部位，预防术后感染的发生。通过外科洗手，医护人员可以清除手部和前臂表面的细菌，减少手术过程中细菌污染的可能性。同时，建立无菌屏障。手术过程中，手术衣可以有效地阻挡细菌进入手术区域，从而降低术后感染的风险。手术衣和外科洗手能够有效防止医护人员将细菌传播给患者，避免术后感染风险。

【学习目标】

1. 掌握外科洗手、穿脱手术衣的适应证与禁忌证。
2. 掌握无菌术的概念。
3. 训练掌握外科洗手及穿脱手术衣的操作方法及步骤。
4. 了解外科洗手及穿脱手术衣的注意事项。

【教学方法】

1. 使用多媒体视频教学。
2. 在模拟的手术室场景下讲解与示范相结合，突出重点，对重点难点内容进行讲解示范。模拟场景可以在手术室，尽可能接近临床情景。
3. 分组进行外科洗手及穿脱手术衣戴无菌手套训练。

【案例导入】

患者，拟行手术治疗，目前助手已完成消毒铺巾。请洗手上台。

请完成外科洗手、穿手术衣、戴无菌手套。

【评分标准】

见表6-36。

6201

表6-36　外科洗手、穿脱手术衣（含戴无菌手套）技术评分标准

项目	内容	分值	扣分	备注
准备标准（10分）	1. 口述换鞋、换衣，刷手，去除饰物，修剪指甲	2		
	2. 戴帽子口罩	3		
	3. 准备物品齐全，并检查物品有效期	5		
操作标准（70分）	1.洗手（七步洗手法）	7		总分： 评语：
	2.刷手：考生用消毒毛刷蘸消毒肥皂水刷手，按指尖、手、腕、前臂至肘上10cm处顺序进行，两上肢各部位按顺序交替进行刷洗，刷完一次后用清水将肥皂水冲去，冲洗时保持拱手姿势，共刷洗3遍，每遍3分钟	10		
	3.擦手：折叠无菌小毛巾成三角形，尖端朝下，由手部向上臂（肘上6cm处）顺序擦干，先擦干一只手臂，翻转毛巾或更换毛巾再擦另一只手臂，擦过肘部的毛巾不能再接触手和前臂	10		

续表

项目	内容	分值	扣分	备注
操作标准（70分）	4.浸泡和晾干过程：将手、前臂到肘上6cm处浸泡在70%酒精内，浸泡时间为5分钟，手臂浸泡后保持拱手姿势，待其自然晾干（可口述）	10		总分： 评语：
	5.穿手术衣：面向手术台提起衣领两侧，抖开使手术衣内面对向穿衣人，将手术衣轻掷向上的同时，顺势将双手和前臂伸入衣袖内，并略向前上伸展，由助手帮助向后拉	13		
	6.穿叉手术衣者交叉双手将腰带交给身后助手（穿包背式手术衣在戴好手套后解开腰带给器械护士，或助手用无菌持物钳夹持，原地旋转一周）系好，注意不让手术衣触及地面或周围物品	10		
	7.戴手套：注意手不能接触手套外面，手套外面不能接触手套里面，手套要包住手术衣袖口	10		
总体评价（20分）	1. 综合判定是否操作规范、态度认真和语言流利等情况	6		考评时，提问的问题可以变更
	2. 提问： 洗手、穿手术衣、戴无菌手套操作的意义	14		

【思考题】

1. 洗手、穿手术衣、戴无菌手套的适应证与禁忌证有哪些？
2. 手术前刷手前要做哪些准备？
3. 肥皂刷手及擦干操作步骤有哪些？
4. 浸泡和晾干过程有哪些？

【本节小结】

见图 6-16。

图 6-16　外科洗手、穿脱手术衣思维导图

三、消毒、铺巾

消毒铺巾是一种针对手术切口及其周围皮肤所采取的消毒、隔离措施，能够有效地防止病原微生物进入手术创面，从而降低术后感染概率。

【学习目标】

1. 掌握消毒、铺巾的适应证与禁忌证。
2. 掌握手术消毒区域的范围。
3. 训练掌握消毒、铺巾的操作方法及步骤。
4. 了解消毒、铺巾的注意事项。

【教学方法】

1. 使用多媒体视频教学。

2. 在模拟的手术室场景下讲解与示范相结合，突出重点，对重点难点内容进行讲解示范。模拟场景为手术室，尽可能接近临床情景。

3. 分组在人体模型上模拟临床消毒、铺巾进行训练。

【案例导入】

患者，男性，26 岁。因“转移性右下腹痛 1 天”就诊，有发热，拟“急性阑尾炎”收住入院急诊手术，

根据患者目前情况你作为助手，如何进行消毒、铺巾操作？

【评分标准】

见表 6-37。

6202

表 6-37 消毒、铺巾评分标准

项目	内容	分值	扣分	备注
准备质量标准（10分）	1. 口述准备和检查物品是否齐全完好	3		
	2. 口述患者手术前应洗澡更衣，备皮	3		
	3. 戴帽子口罩，外科洗手	4		
操作质量标准（70分）	1.双手拱手，手臂自然干燥，双手不接触任何未消毒物品双手位置不能高于肩部、不能低于腰部	7		总分： 评语：
	2.于患者右侧，左手持消毒杯，右手持消毒钳，消毒钳头部朝下夹住消毒棉球，浸蘸消毒，先滴少许聚维酮碘于脐部浸泡	7		
	3.从切口中心开始，消毒切口周围15～20cm范围绕过脐部，左右两边对称叠瓦状消毒，待第1遍消毒液晾干后，换消毒钳以同样的方式再次涂布消毒液2遍，共3遍消毒，每次范围小于前一次，消毒不留空白	12		
	4.消毒范围：双侧乳头水平线为上限，耻骨联合为下限，两侧为腋中线消毒结束时用纱布块反转拭去脐部消毒液	7		
	5.消毒者取小无菌单反折部靠近切口，先铺会阴侧，再铺手术野对侧、上方，最后铺同侧（先铺相对不洁区，最后铺同侧）用布巾钳固定，注意勿夹伤皮肤	13		
	6.中单先铺头端，再铺足端	4		
	7.消毒者口述泡手3分钟，穿好手术衣，戴好手套	10		
	8.确定大单方向，大单孔洞对准切口后放置双侧抖开布单，手不过低，打开大单，先头端再足端大单两端盖过麻醉架及器械台，两侧下垂超过手术台边缘30cm	10		
总体评价（20分）	1. 综合判定是否操作规范、态度认真和语言流利等情况	6		考评时，提问的问题可以变更
	2. 提问： （1）消毒、铺巾的目的、意义 （2）阑尾手术消毒范围	14		

【思考题】

1. 消毒、铺巾的适应证与禁忌证是什么？

2. 肛门手术（痔疮）如何进行手术区消毒？

3. 阑尾炎手术区消毒范围。

4. 甲状腺手术消毒区域（范围）。

【本节小结】

见图 6-17。

图 6-17　消毒铺巾思维导图

四、手术切开与外科缝合

切开通常是指使用各种手术刀在组织或器官上造成切口的外科操作过程，是外科手术最基本的操作之一。缝合是将已经切开或外伤断裂的组织、器官进行对合或重建其通道，恢复其功能。它是保证良好愈合的基本条件，也是重要的外科手术基本操作技术之一。

不同部位的组织器官应采用不同的方式方法进行缝合。缝合可以用持针钳进行，也可徒手直接拿持针进行，此外还有皮肤钉合器、消化道吻合器、闭合器等。

【学习目标】

1. 掌握切开缝合的适应证与禁忌证。

2. 掌握切开刀口及缝合方式的选择。

3. 训练切开缝合的操作方法及步骤。

4. 了解切开缝合的注意事项。

【教学方法】

1. 使用多媒体视频教学。

2. 在切开缝合的模具下讲解与示范相结合，突出重点，对重点难点内容进行讲解示范。

3. 分组在切开缝合的模具上进行训练。

【评分标准】

见表 6-38。

6203

表 6-38　切开、缝合评分标准

项目	内容	分值	扣分	备注
准备质量标准（10分）	1.穿洗手衣，戴口罩帽子	2		
	2. 用品准备齐全	2		
	3. 查对患者姓名 性别 年龄 床号	2		
	4. 核对手术方式、手术部位	2		
	5. 外科洗手、消毒、铺巾	2		
操作质量标准（70分）	1. 再次核对患者信息，检查麻醉效果	8		总分： 评语：
	2. 固定皮肤：大切口，两侧放置纱布垫，操作者和助手分别用左手掌边缘固定；小切口，操作者用左手拇指和示指固定切口两侧	8		
	3. 切开皮肤、皮下组织：选择合适的执刀方式，刀刃与皮肤垂直，均匀用力，垂直进刀，水平走行，垂直出刀，一次切开皮肤、皮下组织，更换刀片，切开白线	8		
	4. 切开腹膜：操作者与助手交替提起腹膜，确保未夹到腹腔内组织；先切一小口，操作者与助手分别用止血钳夹住对侧的腹膜，扩大切口，与皮肤切口大小一致	8		
	5. 护皮，探查腹腔，继续手术操作，手术结束后继续进行关腹操作	8		
	6. 腹膜缝合：采用连续缝合或间断缝合两种方法，圆针，一般选用1-0或2-0缝合线，针距1.0cm，边距0.5cm	5		
	7. 白线缝合：生理盐水冲洗切口，圆针，一般选用1-0或2-0缝合线间断缝合 皮下组织缝合：一般选用3-0缝合线做单纯间断缝合，圆针	10		
	8. 皮肤缝合：一般选用2-0缝合线做缝合，选择角针，缝合方式可选择单纯间断缝合、垂直褥式外翻缝合等	5		
	9. 缝合完毕后，用有齿镊进行对皮，保证切缘对齐，再次进行消毒，无菌敷料覆盖切口	10		
总体评价（20分）	1. 综合判定是否操作规范、态度认真和语言流利等情况	6		考评时，提问的问题可以变更
	2. 提问： （1）血管的缝合方式有哪些 （2）术前、术中、术后注意事项	14		

【思考题】

1. 切口位置的选择原则是什么？
2. 常用的腹部切口有哪些？
3. 内翻缝合有哪些？
4. 外翻缝合有哪些？

【本节小结】

见图 6-18。

图 6-18　切开缝合思维导图

五、换药、拆线

通过换药，可观察伤口愈合情况；清除伤口表面污物和坏死组织，封闭残腔，保持引流通畅；伤口消毒，预防和减少继发感染，促进伤口愈合。

一切皮肤不可吸收的缝线均为异物，需在伤口愈合或出现并发症（感染、血肿）时拆除。

【学习目标】

1. 掌握换药、拆线适应证与禁忌证。
2. 掌握换药、拆线中无菌术的体现。
3. 训练掌握换药、拆线的操作方法及步骤。

【教学方法】

1. 使用多媒体视频教学。
2. 在模拟的换药、拆线场景下讲解与示范相结合，突出重点，对重点难点内容进行讲解示范。模拟场景可以标准化病人或者学生扮演病人和病人家属，尽可能接近临床情景。
3. 分组在换药拆线模型上模拟临床换药拆线术进行训练。

【案例导入】

患者，男性，86 岁。行上腹部手术后 8 天，伤口无明显红肿热痛及渗液，既往史：有“糖尿病”病史。

请对其伤口进行相关处理。

【评分标准】

见表 6-39。

6204

表 6-39　换药、拆线评分标准

项目	内容	分值	扣分	备注
准备质量标准（10分）	1. 穿工作服，戴口罩帽子，洗手（手消毒）	2		
	2. 用品准备齐全：消毒用品，换药包或拆线包、胶布、纱布、棉球等	2		
	3. 向患者或家属说明换药及拆线的目的、意义、争取合作	2		
	4. 查对患者姓名、床号	2		
	5. 保护隐私，拉屏风，回避等，协助患者摆好体位	2		总分： 评语：
操作质量标准（70分）	1. 移去外层敷料，将污敷料内面向上，放在弯盘内	5		
	2. 用镊子或血管钳轻轻揭去内层敷料，如分泌物干结黏着，可用生理盐水润湿后揭下	5		
	3. 观察伤口（有无感染现象）及引流物情况，根据相应情况进行不同处理	5		
	4. 一只镊子或血管钳直接用于接触伤口，另一镊子或血管钳专用于传递换药碗中的物品	9		

续表

项目	内容	分值	扣分	备注
操作质量标准（70分）	5. 用蘸有消毒液的棉球自内向外消毒伤口（清洁伤口）及周围皮肤2～3次，范围稍大于纱布敷料覆盖的范围	9		总分： 评语：
	6. 剪线：用有齿镊轻提缝合口上打结的线头，使埋于皮肤的缝线露出针眼之外1～2mm，将剪尖插进线结下空隙，紧贴针眼，在由皮肤内拉出的部分将线剪断	9		
	7. 拉线：随即向线结方向轻轻抽出，避免将暴露在皮肤外面的缝线经皮下拉出	8		
	8. 消毒液再次擦拭1次	5		
	9. 用无菌敷料覆盖并固定，如创面广泛、渗液多，可加用棉垫	5		
	10. 贴胶布方向应与肢体或躯干长轴垂直，关节部位胶布不易固定时可用绷带包扎	5		
	11. 协助患者整理衣物，交代注意事项	5		
总体评价（20分）	1. 综合判定是否操作规范、态度认真和语言流利等情况	6		考评时，提问的问题可以变更
	2. 提问： （1）换药的目的、意义 （2）不同部位伤口拆线的时间	14		

【思考题】

1. 换药的目的是什么？
2. 拆线的目的是什么？
3. 不同部位伤口的拆线时间有何不同？

【本节小结】

见图6-19。

图6-19 换药、拆线思维导图

六、体表肿块切除术

体表肿块切除术是外科常见的手术之一，是对常见体表肿瘤如皮脂腺囊肿、脂肪瘤、纤维腺瘤等进行治疗的主要手段，是外科基本技能操作的综合体现，包含无菌术、切开、止血、缝合、打结、剪线等技术。

【学习目标】

1. 掌握体表肿块切除术的适应证与禁忌证。

2. 掌握体表肿块切除术切口的选择。

3. 训练掌握体表肿块切除术的操作方法及步骤。

4. 了解体表肿块切除术的注意事项。

【教学方法】

1. 使用多媒体视频教学。

2. 在模拟的体表肿块切除术场景下讲解与示范相结合，突出重点，对重点难点内容进行讲解示范。模拟场景可以标准化病人或者学生扮演病人和病人家属，尽可能接近临床情景。

3. 分组在体表肿块模型上模拟临床体表肿块切除术进行训练。

【案例导入】

患者，35 岁，因“发现左颈部肿物 1 周”就诊；患者自述左侧颈部有一肿块，质地硬，轻微疼痛，生长迅速，一周内明显增大。查体：左侧颈部有一肿块，直径约 2cm，质地较硬，轻微压痛。肿块位置皮肤正常，无红肿现象。既往史：有五年吸烟史。

根据患者目前情况应行什么检查及操作以协助诊断？如何操作？

【评分标准】

见表 6-40。

6205

表 6-40　体表肿物切除术评分标准

项目	内容	分值	扣分	备注
准备质量标准（10分）	1. 医生准备：穿工作服，戴帽子、口罩，洗手	1		总分： 评语：
	2. 用品准备齐全	2		
	3. 向患者或家属说明操作的目的、意义	1		
	4. 查对患者姓名、性别、年龄、床号	2		
	5. 询问麻醉药过敏史，查看出凝血功能等血液学检查结果，明确B超、CT等影像学检查结果，签署知情同意书	2		
	6. 协助患者摆放体位，触诊肿块，标记手术切口	2		
操作质量标准（70分）	1. 戴无菌手套，打开器械包的外层1/4及内层，必要时需洗手穿手术衣进行操作	5		
	2. 检查灭菌指示卡是否灭菌合格，清点、整理物品：带针头、管腔器械，注意检查是否通畅、无倒刺。安装好手术刀	5		
	3. 消毒、铺巾：离心式消毒，由中央向四周进行消毒，消毒范围超过15cm，消毒3遍，消毒不留空隙，每次范围小于前一次，末次范围大于手术洞巾的孔径，铺巾	5		
	4. 麻醉：检查注射器通畅，针头无倒刺，与助手核对麻醉药，抽取2%利多卡因，排气。选择局部浸润麻醉（切口线麻醉后再沿肿块周围逐层浸润麻醉），先行皮丘注射，注射麻醉药前回抽无血后推注，测试麻醉效果	5		
	5. 切开：根据肿物性质选择合适的切口，注意左手固定切口处皮肤，切开动作规范	5		
	6. 切除肿块：逐层切开皮肤、皮下组织，寻找肿块位置，可用组织钳将一侧皮缘提起，协助暴露切口，用组织剪沿肿块包膜外锐性或钝性分离，肿块切除需完整。术中注意基底部是否有滋养血管，注意结扎、止血	20		

续表

项目	内容	分值	扣分	备注
操作质量标准（70分）	7. 取出标本，检查标本完整性	5		总分： 评语：
	8. 创面彻底止血，必要时用生理盐水进行冲洗，缝合切口：根据切口的深度选择全层缝合或者逐层缝合，必要时放置引流	5		
	9. 对合皮肤，消毒皮肤。纱布覆盖切口，撤去洞巾，胶布固定	5		
	10. 术后再次监测患者生命体征，观察切口有无渗血，术后宣教	5		
	11. 洗手，书写操作记录	5		
总体评价（20分）	1. 综合判定是否操作规范、态度认真和语言流利等情况	6		考评时，提问的问题可以变更
	2. 提问： （1）简述不同肿物切口的选择 （2）术前、术中、术后注意事项	14		

【思考题】

1. 体表肿块切除术的适应证与禁忌证是什么？
2. 体表肿块切除术术后并发症有哪些？如何处理？

【本节小结】

见图 6-20。

图 6-20 体表肿块切除术思维导图

七、脓肿切开引流术

脓肿是急性感染过程中，组织、器官或体腔内出现的局限性脓液积聚，通常有一个完整的脓壁，常见的致病菌为黄色葡萄球菌。脓肿可以原发于急性化脓性感染，也可以由远处原发感染源的致病菌经血流、淋巴管转移而来。

【学习目标】

1. 掌握脓肿切开引流术的适应证与禁忌证。
2. 掌握脓肿切开引流切口的选择。
3. 训练掌握脓肿切开引流术的操作方法及步骤。
4. 了解脓肿切开引流术的注意事项。

【教学方法】

1. 使用多媒体视频教学。

2. 在脓肿模型讲解与示范相结合，突出重点，对重点难点内容进行讲解示范。

3. 分组在脓肿切开引流模型上进行训练。

【案例导入】

患者，男性，35 岁，因“左臀部肿块伴疼痛 1 周”入院。患者自诉 1 周前无明显诱因发现左臀部肿块伴疼痛不适，在当地社区医院给予口服及静脉应用抗生素治疗（具体治疗用药不详）后，局部疼痛症状缓解。查体：左臀部内侧局部红肿疼痛、有波动感，与正常组织分界尚清楚。B 超检查示左臀部肌层深部存在液性暗区，既往史：患者既往体健。

请诊断并选择治疗方案。

【评分标准】

见表 6-41。

6206

表 6-41　脓肿切开引流术评分标准

项目	内容	分值	扣分	备注
准备质量标准（10分）	1. 医生准备：穿工作服，戴帽子、口罩，洗手	1		总分： 评语：
	2. 用品准备齐全	2		
	3.向患者或家属说明操作的目的、意义	2		
	4.查对患者姓名、性别、年龄、床号	1		
	5. 询问麻醉药过敏史，查看出凝血功能等血液学检查结果，明确B超、CT等影像学检查结果，签署知情同意书	2		
	6. 协助患者摆放体位，触诊肿块，标记手术切口	2		
操作质量标准（70分）	1.戴无菌手套，打开器械包的外层1/4及内层，必要时需洗手穿手术衣进行操作	5		
	2.检查灭菌指示卡是否灭菌合格，清点、整理物品：带针头、管腔器械，注意检查是否通畅、无倒刺。安装好手术刀	5		
	3.消毒、铺巾：离心式消毒，由中央向四周进行消毒，消毒范围超过15cm，消毒3遍，消毒不留空隙，每次范围小于前一次，末次范围大于手术洞巾的孔径，铺巾	10		
	4.麻醉：检查注射器通畅，针头无倒刺，与助手核对麻醉药，抽取2%利多卡因，排气。选择局部浸润麻醉（切口线麻醉后再沿肿块周围逐层浸润麻醉），先行皮丘注射，注射麻醉药前回抽无血后推注。测试麻醉效果	10		
	5.切开：根据脓肿性质选择合适的切口。正确选择尖刀片于脓肿中央用尖刀片刺入，反挑扩大切口	10		
	6.注射器抽取脓液放置于培养管内待检验	5		
	7.排尽脓液，手指探查脓腔，游离分隔	5		
	8.生理盐水、过氧化氢溶液、生理盐水等反复冲洗脓腔至引出液基本清亮	5		
	9.放置引流物，引流物放置应较松散	5		
	10.无菌敷料覆盖，撤除孔巾，脱手套、胶布固定	5		
	11.协助患者恢复体位，整理衣物交代术后注意事项，垃圾分类放置	5		
总体评价（20分）	1. 综合判定是否操作规范、态度认真和语言流利等情况	6		考评时，提问的问题可以变更
	2. 提问： （1）脓肿切开引流的目的、意义 （2）术前、术中、术后注意事项	14		

【思考题】

脓肿切开引流的适应证与禁忌证是什么？

【本节小结】

见图 6-21。

图 6-21 脓肿切开引流术思维导图

八、胸腔闭式引流术及拔管术

胸腔闭式引流术是一种治疗手段，广泛应用于血胸、气胸、脓胸的引流及开胸术后，对于疾病的治疗起着十分重要的作用。其目的是排出气体或收集胸腔内的液体，使得肺组织重新张开而恢复功能。

【学习目标】

1. 掌握胸腔闭式引流术及拔管术的适应证与禁忌证。
2. 掌握胸腔闭式引流术穿刺点的选择。
3. 训练掌握胸腔闭式引流术及拔管术的操作方法及步骤。
4. 了解胸腔闭式引流术及拔管术的注意事项。

【教学方法】

1. 使用多媒体视频教学。
2. 在模拟的胸腔闭式引流术及拔管术场景下讲解与示范相结合，突出重点，对重点难点内容进行讲解示范。模拟场景可以标准化病人或者学生扮演患者和患者家属，尽可能接近临床情景。
3. 分组在胸腔闭式引流术及拔管术模型上模拟临床胸腔闭式引流术及拔管术进行训练。

【案例导入】

患者，男性，53 岁，外伤后右侧胸痛，进行性呼吸困难 2 小时。查体：口唇发绀，气管左偏，右侧胸廓饱满，右侧呼吸运动减弱，叩诊鼓音，右肺呼吸音消失。

根据患者目前情况应行什么操作治疗？如何操作？

【评分标准】

见表6-42。

表6-42　胸腔闭式引流术评分标准　　6207

项目	内容		分值	扣分	备注
准备质量标准（10分）	1. 仪表端庄，态度和蔼		1		
	2. 用品准备齐全：消毒用品，胸腔闭式引流包、胶布等		2		
	3. 向患者或家属说明检查的目的、意义、争取合作，签署知情同意书		2		
	4. 查对患者姓名、性别、年龄、床号		1		
	5. 了解病变部位（阅胸片，望、触、叩、听诊）		2		
	6. 操作者洗手，戴口罩、帽子		2		
操作质量标准（70分）	1.患者体位	根据病情，选择反骑坐位（或半卧位）	7		总分： 评语：
	2. 穿刺部位	（1）选叩诊实音最明显处 （2）常取肩胛下角线7～9肋间，半卧位者常取腋中线第6～7肋间。此外，腋前线第5～6、腋后线第7～8肋间也可作为穿刺点 （3）有气胸者选择患侧锁骨中线第2肋间或腋中线第4～5肋间 （4）包裹性胸腔积液可结合X线及超声波进行定位穿刺	7		
	3. 操作步骤	（1）消毒皮肤，打开穿刺盒或包，戴无菌手套，铺洞巾，注意检查穿刺针是否通畅	8		
		（2）2%利多卡因局部浸润麻醉	8		
		（3）沿肋间作2～3cm切口，切开皮肤全层用两把弯止血钳交替钝性分离胸壁肌层，于下位肋骨上缘分离肋间肌，突入胸膜后进入胸腔，此时有明显突破感，并伴有气体或液体自切口溢出 ①置管：止血钳撑开，扩大创口，必要时可使用示指探查，握住引流管及与之平行的止血钳，沿创口、下位肋骨上缘将引流管送入胸腔，松开平行的止血钳，继续将引流管送至预定深度 ②确认：固定引流管同时松开垂直的止血钳，可见大量气体或液体自引流管内引出，且液面波动良好，再次夹闭垂直的止血钳 ③固定：以2-0丝线缝合胸壁切口，并结扎	24		
		（4）固定引流管，松开止血钳，消毒皮肤	4		
		（5）纱布覆盖切口，撤去洞巾，胶布固定	4		
		（6）收拾检查器械，放到指定地点，填写化验单	4		
		（7）观察患者呼吸、脉搏、血压，书写术后病程记录并签名	4		
总体评价（20分）	1. 综合判定是否操作规范、态度认真和语言流利等情况		6		考评时，提问的问题可以变更
	2. 提问： （1）胸腔穿刺引流术的目的、意义 （2）术前、术中、术后注意事项		14		

【思考题】

1. 胸腔穿刺引流术的适应证与禁忌证。
2. 胸腔闭式引流术后并发症及处理。

【本节小结】

见图 6-22。

图 6-22　胸腔闭式引流术及拔管术思维导图

九、腹腔镜手术基本操作技术

腹腔镜手术就是利用腹腔镜及其相关器械进行的手术，腹腔镜手术是一种微创手术方法，许多过去的开放性手术已被腹腔镜手术取而代之。腹腔镜手术的开展，减轻了患者开刀的痛楚，同时使患者的恢复期缩短，是近年来发展迅速的一个手术项目。

【学习目标】

1. 了解腹腔镜手术的相关器械。
2. 掌握腹腔镜手术的适应证。
3. 训练掌握腹腔镜手术的基本操作。
4. 了解腹腔镜手术的注意事项。

【教学方法】

1. 使用多媒体视频教学。
2. 在模拟的腹腔镜手术场景下讲解与示范相结合，突出重点，对重点难点内容进行讲解示范。模拟场景可使用腹腔镜训练器进行模拟。
3. 分组在腹腔镜手术模型上模拟临床腹腔镜手术进行训练。

【案例导入】

患者，女性，46 岁。因“发现胆囊结石 5 年，反复右上腹痛 1 月”就诊，无畏寒发热、无黄疸，无咯血，近期体重无变化，无抽烟喝酒。既往史：“高血压”病史 10 余年。查体：皮肤巩膜无黄染，浅表淋巴结未触及肿大，腹平坦，右上腹压痛，无反跳痛及肌紧张，肝脾肋下未及，墨菲征阳性。患者为行手术治疗就诊。

根据患者目前情况应行何种手术？选择哪种手术方式更合适？

【评分标准】

见表 6-43。

6208

表 6-43　腹腔镜移物、缝合打结评分标准

<table>
<tr><th>项目</th><th colspan="2">内容</th><th>分值</th><th>扣分</th><th>备注</th></tr>
<tr><td rowspan="3">准备质量标准（10分）</td><td colspan="2">1. 腹腔镜模拟器摄像头视野调整合适</td><td>2</td><td></td><td rowspan="5">总分：
评语：</td></tr>
<tr><td colspan="2">2. 用品准备齐全：塑料或不锈钢连体小碟1个，黄豆20枚。无损伤抓钳和分离钳各1把。模拟组织硅胶模块1块，15cm缝线1根，腔镜持针器1把，分离钳1把，腔镜剪刀1把</td><td>4</td><td></td></tr>
<tr><td colspan="2">3. 器械选择合适</td><td>4</td><td></td></tr>
<tr><td rowspan="2">操作质量标准（70分）</td><td>1. 移物考核</td><td>（1）使用抓钳由一侧抓起一颗黄豆，在空中完成一次交接，传递到分离钳，再放入另一侧盘中（如发生掉落则需重新交接）
（2）最后记完成10颗豆子传递时间。选手需在1.5分钟内完成（每少夹一颗黄豆，扣3分）</td><td>35</td><td></td></tr>
<tr><td>2. 缝合考核</td><td>（1）依照缝合打结标准流程，在模块缝合区域缝1针，完成3个结，其中第一个结需要绕线2圈，第二和第三个结绕线一圈。最后留0.5～1cm长度线尾
（2）缝合点不对称扣3分，线尾长度不合适扣3分，伤口撕裂扣3分，未打外科结扣3分，结松动扣3分；缝合需在3分钟内完成，超出时间，扣20分</td><td>35</td><td></td></tr>
<tr><td rowspan="2">总体评价（20分）</td><td colspan="2">1. 综合判定是否操作规范、态度认真和操作熟练等情况</td><td>6</td><td></td><td rowspan="2">考评时，提问的问题可以变更</td></tr>
<tr><td colspan="2">2. 提问：
（1）腔镜手术的适应证
（2）腔镜手术的禁忌证</td><td>14</td><td></td></tr>
</table>

【思考题】

腹腔镜手术的适应证和禁忌证有哪些？

【本节小结】

见图 6-23。

图 6-23　腹腔镜手术基本操作技术思维导图

第三节　骨科基本技能操作规程及评分标准

一、骨科基本外固定术

（一）夹板固定术

【案例导入】

患者，男性，32 岁，半小时前患者骑电瓶车时不慎撞到护栏，右小腿受伤，之后

出现右小腿肿胀、疼痛，活动受限，小腿中段前方皮肤破裂，骨质戳出皮肤，有污物沾染骨质，小腿向前成角畸形。作为120急救人员，到现场后该如何诊断？在现场该如何进行夹板外固定？骨折端该如何进行处理？请结合病例，从竞赛前准备开始进行竞赛全程演练。

【评分标准】

见表6-44。

6301

表6-44 胫腓骨中段骨折急救现场夹板固定评分标准

项目	内容	分值	扣分	备注
术前准备（15分）	1. 医生准备：穿工作服、着帽子、口罩、洗手、戴手套	2		总分： 评语：
	2. 评估周围环境	2		
	3. 核对患者身份信息	2		
	4. 向患者交代病情，争取患者的配合，签署知情同意书	2		
	5. 测生命体征（提示卡在血压计内：正常生命体征）	2		
	6. 急救前准备和检查物品是否按配置齐全完好（夹板、棉垫、包扎带已准备好）	2		
	7. 伤员仰卧，患肢伸直，暴露皮肤，确认皮肤状况良好（如有皮肤擦伤、水泡者，应消毒、抽空水泡并换药、包扎）	3		
操作过程（65分）	1. 挑选内、外侧两块夹板，长度超过膝、踝关节，上端固定至大腿中段，下端固定至跖关节及足底	10		
	2. 助手牵引踝部，将骨折端复位并维持在良好的位置（5分），并将健肢靠近伤肢，使双下肢并列，两足对齐（5分）	10		
	3. 骨折端、关节骨突处及空隙部位均放置衬垫（10分），用2条三角巾或绷带先将骨折部位的上下两端固定，注意每条捆扎带环绕两圈再打活结（10分），然后分别以捆扎带固定大腿、膝、踝等处，共约使用5～7条捆扎带（10分），足部用三角巾“8”字固定，使足部与小腿呈直角（5分）	35		
	4. 检查捆扎带的松紧度，以上下推移1cm为宜	5		
	5. 检查患者足部末梢血液循环、足趾活动及感觉情况，必要时调整夹板位置及捆扎带的松紧度	5		
操作后处理（10分）	1. 询问患者有无不适情况，必要时监测生命体征	4		
	2. 交代注意事项：观察足部血液循环、感觉、足趾活动情况。抬高患肢	4		
	3. 物品分类归位，污物处理	2		
总体评价（10分）	1. 整个操作过程体现人文关怀	5		
	2. 整体熟练度评估	5		
总分		100		

【思考题】

1. 夹板固定的适应证有哪些？
2. 术中操作时如何避免伤肢的进一步损伤？
3. 夹板固定后有可能出现什么并发症？有哪些注意事项？

【本节小结】

见图 6-24。

图 6-24　夹板固定术思维导图

（二）石膏固定术

【案例导入】

患者，女性，63 岁，半小时前患者不慎在卫生间摔倒，左手掌撑地，之后出现左腕畸形、肿胀、疼痛，活动受限。家人将其送至我院骨科门诊就诊，你们作为骨科医生接诊后该做什么检查？如何诊断？下一步如何进行处理？请结合病例，从竞赛前准备开始进行竞赛全程演练。

【评分标准】

6302

见表 6-45。

表 6-45　桡骨远端无移位骨折石膏固定评分标准

项目	内容	分值	扣分	备注
操作前准备（15分）	1.医生准备：穿工作服、着帽子、口罩、洗手、戴手套	2		总分： 评语：
	2.评估周围环境	2		
	3.核对患者身份信息	2		
	4.向患者交代病情，争取患者的配合，签署知情同意书	2		
	5.测生命体征（提示卡在血压计内：正常生命体征）	2		
	6.操作前准备和检查物品是否按配置齐全完好（石膏、棉纸、绷带已准备好）	2		
	7.伤员仰卧，患肢伸直，暴露皮肤，确认皮肤状况良好（如有皮肤擦伤、水泡者，应消毒、抽空水泡并换药、包扎）	3		
操作过程（65分）	1.测量石膏长度：戴普通手套，测量掌指关节至前臂上1/3长度，并根据患者前臂的粗细决定宽度（6分），裁剪相应尺寸的棉纸（2分），（考虑到石膏绷带遇水后会缩水，实际长度要比测量长度长出5～10mm）（2分）	10		
	2.制作石膏条：按照所测量的长度，在石膏桌上反复折叠石膏绷带至12层（5分），作前、后托（5分）	10		
	3.浸水：将折叠后的石膏绷带放入温水内，待不冒气泡后，将石膏绷带从水中取出，手握绷带两侧，挤去水分，至绷带不滴水为度	5		
	4.抹平：将石膏绑带在石膏桌上摊开，正反两面抹平，将剪好的棉纸放在石膏托的表面	5		
	5.石膏固定：将石膏前后托有棉纸的一面分别置于掌、腕、前臂下2/3位置的前后侧，铺平，助手将石膏绑带固定在该位置	5		

续表

项目	内容	分值	扣分	备注
操作过程（65分）	6.绷带缠绕、包扎、塑形：先将石膏和肢体以普通绷带包扎1～2层（由远端向近端顺序缠绕，每层绷带覆盖上一层的1/3～1/2，绷带缠绕过程中不能翻转，松紧度适宜）（5分），并以手掌将石膏绷带进行塑形，使其与肢体的接触更加服帖（5分），之后一直维持在合适的位置，直至石膏硬化为止（敲击石膏，可听到“邦邦”响）（4分），再以普通绑带缠绕石膏1～2层（4分），以胶布将绑带尾端及绑带之间进行固定（2分）	20		总分： 评语：
	7.标记：以记号笔在适当位置标记操作日期	2		
	8.询问观察：询问患者石膏固定后舒适度，询问患者手指感觉，观察手指血液循环情况，嘱患者活动手指，了解石膏固定松紧度，必要时做相应调整	5		
	9.擦拭沾到患者皮肤上的石膏浆，将石膏固定后的肢体以普通绷带或三角巾悬吊于胸前	3		
操作后处理（10分）	1.询问患者有无不适情况，必要时监测生命体征	4		
	2.交代注意事项：注意观察手指血液循环、感觉、活动情况。搬抬上肢时应轻柔，勿使石膏断裂	4		
	3.助手整理患者衣物，清理物品，垃圾按分类进行处理	2		
总体评价（10分）	1.整个操作过程体现人文关怀	5		
	2.整体熟练度评估	5		
总分		100		

【思考题】

1. 石膏固定的适应证有哪些？
2. 石膏固定后有可能出现什么并发症？有哪些注意事项？
3. 石膏固定操作时该如何避免骨筋膜室综合征？

【本节小结】

见图 6-25。

图 6-25 石膏固定术思维导图

二、牵引术

（一）骨牵引术

【案例导入】

患者，女性，40 岁，半天前不慎摔伤，左小腿中部出现疼痛、活动受限，有向前成角畸形，皮肤有挫裂，无骨外露。生命体征正常。来院就诊后，接诊的主治医生予以查体显示左小腿已明显肿胀，左足背动脉搏动可，足趾感觉及活动正常。拍DR片显示左胫腓骨中段骨折，骨折端向前外侧成角，短缩移位。遂予以收住入院进一步治疗。在病房，你们作为下级医生，该如何执行上级医生下达的操作医嘱，以缓解患者下肢疼痛，减轻肿胀，为下一步手术治疗做术前准备。请结合病例，从竞赛前准备开始进行竞赛全程演练。

6303

【评分标准】

见表6-46。

表6-46　胫骨结节骨牵引术评分标准

项目	内容	分值	扣分	备注
操作前准备（15分）	1.医生准备：穿工作服、着帽子、口罩、洗手、戴手套	2		
	2.评估周围环境	2		
	3.核对患者身份信息	2		
	4.向患者交代病情，争取患者的配合，签署知情同意书	2		
	5.测生命体征（提示卡在血压计内：正常生命体征）	2		
	6.操作前准备和检查物品是否配置齐全完好（骨髓穿刺刺包、注射器、消毒用品、利多卡因等已准备好）要求：物品准备齐全，包装完好，无漏气，在有效期内	2		
	7.患者仰卧，患肢放在牵引架上，伸直，暴露膝关节及小腿上部方皮肤，确认皮肤状况良好，助手维持小腿于中立位	3		
操作过程（65分）	1.选择穿刺点：自胫骨结节向下1cm内，画一条与胫骨垂直的横线，在纵轴两侧各3cm左右处，画两条与纵轴平行的纵线与横线相交的两点，即为牵引针的进出点，准确判断穿刺点并做标记	10		
	2.无菌物品准备：打开骨髓穿刺包，检查穿刺包内器械，注意牵引针直径是否合适，将无菌物品放入，并戴无菌手套	5		总分： 评语：
	3.消毒铺巾：分别用消毒液在穿刺点部位，自内向外进行皮肤消毒，消毒范围直径约15cm，铺盖消毒孔孔巾	5		
	4.麻醉：局部麻醉，以注射器抽取2%利多卡因2mL，在穿刺点做自皮肤到骨膜层的局部麻醉，注射前应回抽，观察无血液后，方可推注麻醉药	5		
	5.穿刺过程：将伤肢保持中立位（5分），进针前助手将皮肤向肢体近侧稍许推移，以免进针后牵引针切割远侧皮肤（3分），手摇钻钻入或锤入牵引针，穿透骨皮质时禁用锤击，以免造成骨质碎裂（慎用快速电钻，易热灼伤致骨坏死）（5分），调整牵引针使外露皮肤部分等长对称（3分），进出针部位无菌敷料保护（5分），连接牵引弓（5分），锐利针尖用带胶塞的小药瓶保护（4分）	30		
	6.力线调整：牵引弓通过牵引绳及支架滑轮连接牵引砝码，注意调整肢体高度，保持牵引绳方向与肢体长轴方向一致，牵引质量一般为自身体质量的1/8～1/7	10		

续表

项目	内容	分值	扣分	备注
操作后处理（10分）	1.询问患者有无不适情况，嘱患者平卧休息，再次复测患肢感觉及末梢血运，再次监测生命体征	3		总分： 评语：
	2.交代注意事项	3		
	3.助手整理患者衣物，清理物品，垃圾按分类进行处理	2		
	4.脱手套，洗手，书写操作记录	2		
总体评价（10分）	1.整个操作过程体现人文关怀	5		
	2.整体熟练度评估	5		
总分		100		

【思考题】

1. 骨牵引术的适应证有哪些？
2. 骨牵引术有可能出现什么并发症？有哪些注意事项？

【本节小结】

见图 6-26。

图 6-26　骨牵引术思维导图

（二）皮肤牵引术

【案例导入】

患者，女性，5 岁，半天前不慎从 1 米高处摔下，左大腿着地，之后左大腿中部出现疼痛、活动受限，有向前成角畸形，皮肤无损伤。生命体征正常。来院就诊后，接诊的主治医生予以查体显示左大腿稍显肿胀，左足背动脉搏动可，足趾感觉及活动正常。拍 DR 片显示左股骨中段骨折，骨折端向前外侧成角，短缩移位 1cm。遂予以收住入院进一步治疗。在病房，你们作为下级医生，该如何执行上级医生下达的操作医嘱，以缓解患者下肢疼痛，减轻肿胀，为下一步手术治疗做术前准备。请结合病例，从竞赛前准备开始进行竞赛全程演练。

【评分标准】

见表 6-47。

6304

表6-47 下肢胶带皮肤牵引术评分标准

项目	内容	分值	扣分	备注
操作前准备（15分）	1.医生准备：穿工作服、着帽子、口罩、洗手、戴手套	2		总分： 评语：
	2.评估周围环境	2		
	3.核对患者身份信息	2		
	4.向患者交代病情，争取患者的配合，签署知情同意书	2		
	5.测生命体征（提示卡在血压计内：正常生命体征）	2		
	6.操作前检查物品是否按配置齐全完好：皮牵引胶带、绷带、棉垫、带孔扩张板、牵引绳、牵引架、牵引砝码等、快速手消剂、可回收垃圾桶和医疗垃圾桶等	2		
	7.患者仰卧，患侧下肢伸直，暴露下肢皮肤，剃净毛发，确认皮肤状况良好，助手维持小腿于中立位	3		
操作过程（65分）	1.按肢体粗细和长度，将胶布剪成相应宽度（一般与扩张板宽度相一致）（5分），并撕成长条，其长度应根据骨折平面而定，即骨折线以下肢体长度与扩张板长度两倍之和（5分）	10		
	2.将扩张板贴于胶布中央，但应稍偏内侧2～3cm，并在扩张板中央孔处将胶布钻孔，穿入牵引绳，于板之内侧面打结，防止牵引绳滑脱	10		
	3.防止胶布粘卷，术者将胶布两端按三等分或两等分撕成叉状，其长度为一侧胶布全长的1/3～1/2	10		
	4.在助手协助下，腓骨小头骨突处放置棉垫（3分），术者先持胶布较长的一端平整地贴于大腿和小腿外侧（3分），并使扩张板与足底保持两横指的距离（3分），然后将胶布的另一端贴于内侧（3分），注意两端长度相一致，以保证扩张板处于水平位置（3分）	15		
	5.用绷带缠绕，将胶布平整地固定于肢体上，勿过紧以防影响血液循环	5		
	6.力线调整：将下肢置于牵引架上，根据骨折对位要求调整滑车的位置及牵引方向（4分），注意牵引方向与肢体长轴方向一致（4分），重量不超过5kg（2分）	10		
	7.检查皮套有无松动、滑脱，绷带是否缠绕过紧，跟腱处应垫棉垫，切勿悬空，确认牵引绳走行顺畅，无扭转卡顿	5		
操作后处理（10分）	1.询问患者有无不适情况，嘱患者平卧休息，再次复测患肢感觉及末梢血运，再次监测生命体征	3		
	2.交代注意事项	3		
	3.助手整理患者衣物，清理物品，垃圾按分类进行处理	2		
	4.脱手套，洗手，书写操作记录	2		
总体评价（10分）	1.整个操作过程体现人文关怀	5		
	2.整体熟练度评估	5		
总分		100		

【思考题】

1. 皮肤牵引术的适应证有哪些？

2. 皮肤牵引术有可能出现什么并发症？有哪些注意事项？

【本节小结】

见图 6-27。

图 6-27 皮肤牵引术思维导图

三、关节穿刺术

【案例导入】

患者，女性，50 岁，3 周前右肩关节疼痛、活动受限，局部无发红，肿胀不明显。生命体征正常。有右肩部着凉史。来院就诊后，接诊的主治医生予以查体、MR 检查。结果提示：查体见痛点位于右侧肩峰下，上举活动受限，外展仅 80°。MR 提示右肩关节有明显积液。主治医生嘱咐下级医生予以右肩关节穿刺抽液，同时将玻璃酸钠针剂 2mL 注射入关节腔。你们作为下级医生，该如何执行上级医生的操作医嘱。请结合病例，从竞赛前准备开始进行竞赛全程演练。

【评分标准】

见表 6-48。

6305

表 6-48 膝关节穿刺术评分标准

项目	内容	分值	扣分	备注
操作前准备（15分）	1.医生准备：穿工作服、着帽子、口罩、洗手、戴手套	2		总分： 评语：
	2.评估周围环境	2		
	3.核对患者身份信息	2		
	4.向患者交代病情，争取患者的配合，签署知情同意书	2		
	5.测生命体征（提示卡在血压计内：正常生命体征）	2		
	6.操作前准备和检查物品是否按配置齐全完好（换药包、注射器、消毒用品、利多卡因等已准备好）	2		
	7.患者仰卧，患膝关节伸直，暴露膝关节皮肤，确认皮肤状况良好，做浮髌试验明确病变情况	3		
操作过程（65分）	1.选择穿刺点：以髌骨上缘的水平线与髌骨外缘的垂直线的交点为穿刺点，经此点向内下方刺入关节腔；也可以经膝眼处进针穿刺，准确判断穿刺点并做标记	10		
	2.无菌物品准备：打开换药包，将无菌物品放入，并戴无菌手套	5		
	3.消毒：消毒顺序如下。以穿刺点为中心，由内向外，消毒直径15cm以上，消毒3次，消毒不留空隙，每次范围小于前一次，最后范围大于孔巾直径，消毒完毕后，铺孔巾	5		

续表

项目	内容	分值	扣分	备注
操作过程（65分）	4.麻醉：2%利多卡因局部麻醉	5		
	5.穿刺：操作者将左手示指和中指稍用力固定皮肤，于穿刺点行皮丘注射，然后在标记点处向关节囊方向进针，边进针，边回抽及推药，至有突破感，（5分）操作穿刺针进入关节腔后，轻轻回抽可见关节液（5分），确认在关节腔内后，抽取适量关节液送检或注入治疗药物（5分），拔出穿刺针后用无菌纱布按压穿刺点1～2分钟（5分），并将关节液分装于标本管内（5分）	25		
	6.观察固定：穿刺后观察穿刺部位是否有出血、肿胀、疼痛现象（3分），再次消毒穿刺点（3分），无菌纱布覆盖，胶布固定，如积液明显，可适当加压包扎（4分）	10		
	7.标本送检：将检查信息条形码贴于标本管外送检	5		
操作后处理（10分）	1.询问患者有无不适情况，嘱患者平卧休息，再次监测生命体征	3		
	2.交代注意事项	3		
	3.助手整理患者衣物，清理物品，垃圾按分类进行处理	2		
	4.脱手套，洗手，书写操作记录	2		
总体评价（10分）	1.整个操作过程体现人文关怀	5		
	2.整体熟练度评估	5		
总分		100		

【思考题】

1. 关节穿刺术的适应证有哪些？
2. 关节穿刺有可能出现什么并发症？有哪些注意事项？

【本节小结】

见图 6-28。

图 6-28　关节穿刺术思维导图

四、脊柱外伤固定与搬运

【案例导入】

患者，女性，50 岁，因颈椎外伤造成颈髓瘫痪须行手术治疗。现在手术室，全身麻醉状态下，已行颈椎后路固定手术，拟翻身后再行前路手术。你们作为手术医生，该如何进行翻身操作摆放体位？请结合病例，从竞赛前准备开始进行竞赛全程演练。

【评分标准】

见表 6-49。

6306

表 6-49 颈、腰椎损伤搬运评分标准

项目	内容	分值	扣分	备注
操作前准备（15分）	1.医生准备：穿工作服、着帽子、口罩、戴手套	2		
	2.评估周围环境	2		
	3.核对患者身份信息	2		
	4.简要询问受伤情况，解释操作，缓解患者紧张情绪	3		
	5.检查生命体征及四肢运动感觉功能	3		
	6.物品准备：担架、颈托、腰带、颈垫	3		
操作过程（65分）	1.颈托固定颈部	5		
	2.颈下垫一颈垫	2		
	3.腰带固定腰部	5		
	4.检查颈托、腰带固定是否可靠及松紧程度	3		
	5.保持患者双下肢伸直，两手相握放在身前	4		
	6.担架放在伤员左侧，采用平托法搬运	4		
	7.急救员A专司牵引，固定头部	4		
	8.急救员B一手放置在伤员胸背部、另一手放置在颈部，以防颈部发生扭曲及过度屈伸	4		总分： 评语：
	9.急救员C一手放置在伤员腰背部、另一手放置在伤员臀部	4		
	10.急救员D一手放置在伤员双大腿中下段、另一手放置在双小腿中下段	4		
	11.三人在同一侧（右侧），同时单膝跪立	4		
	12.急救员A喊口令“准备，1，2，3”起，同时抬起伤者	4		
	13.所有人的双手处于同一高度	4		
	14.同时将患者放置于担架上	3		
	15.转运中无轴向扭曲	4		
	16.再次检查伤员体位：确保患者固定于硬板担架中心线上，脊柱伸直，严禁弯曲、扭转	3		
	17.固定担架上的约束带，头、颈、躯干、四肢应分别固定	4		
操作后处理（10分）	1.转运途中注意询问患者感受	3		
	2.转运后观察患者反应及生命体征	4		
	3.交代下一步处理措施	3		
总体评价（10分）	1.整个操作过程体现人文关怀	5		
	2.整体熟练度评估（手法轻柔、熟练，不加重患者损伤）	5		
总分		100		

【思考题】

1. 颈椎损伤搬运过程中可能造成什么不可逆的损伤？

2. 脊柱损伤搬运原则是什么？搬运过程中有哪些注意事项？

【本节小结】

见图 6-29。

图 6-29 脊柱外伤的固定与搬运思维导图

第四节 妇产科基本技能操作规程及评分标准（含模拟竞赛示例）

一、妇科检查（盆腔检查）

妇科检查，即盆腔检查（pelvic examination），包括外阴、阴道、宫颈、宫体及双侧附件检查，是女性生殖系统疾病诊断的重要手段。

【学习目标】

1. 描述妇科检查（盆腔检查）的适应证与禁忌证。

2. 规范完成妇科检查（盆腔检查），包括窥阴器检查、双合诊，能正确与助手和患者沟通。

3. 列举妇科检查（盆腔检查）的注意事项。

4. 能够对患者和家属进行有关健康生活方式、疾病预防等方面知识的宣传教育。

【教学方法】

1. 使用多媒体视频教学。

2. 模拟典型临床情景，进行妇科检查（盆腔检查），包括窥阴器检查、双合诊，讲解与示范相结合，突出重点，对重点难点内容进行讲解示范。模拟场景可以标准化病人或者学生扮演患者和患者家属，尽可能接近临床情景。

3. 分组在妇科检查（盆腔检查）模型上进行妇科检查训练。

【案例导入】

患者，女性，46 岁。因“继发性痛经伴经量增多 5 年”就诊。现月经干净 4 天，患者无头晕、心悸、无腹痛等。当地医院子宫附件超声检查提示“子宫前位，形态饱满，宫体大小 76mm×65mm×62mm，宫体肌层回声弥漫性增粗、增强，宫腔线略前移，前壁厚约 21mm，后壁厚约 35mm，超声提示子宫腺肌病考虑”。

根据患者目前情况应行什么检查以协助诊断？如何操作？

6401

【评分标准】

见表 6-50。

表 6-50 妇科检查（盆腔检查）评分标准

项目	内容		分值	扣分	备注
准备质量标准（10分）	1.仪表端庄，态度和蔼		1		
	2.用品准备齐全：一次性臀部垫单、一次性阴道窥器、一次性检查手套、无菌手套、润滑剂或生理盐水、聚维酮碘、大头长棉签，检查有效期及包装是否完好		2		
	3.核对患者信息，向患者或家属说明检查的目的、意义，取得患者的配合		2		
	4.询问患者未处于经期，嘱排空膀胱		1		
	5.评估环境，拉起屏风，保护患者隐私		2		
	6.操作者洗手，戴口罩、帽子，男医师要有女性医务人员陪同		2		
操作质量标准（80分）	1.患者体位	（1）垫好臀部垫单，打开并对好光源	2		
		（2）协助患者取膀胱截石位，脱去一侧裤腿	2		
		（3）正确戴手套	2		
	2.外阴检查	（1）观察外阴发育、阴毛的分布和多少、有无畸形，观察外阴皮肤的颜色、有无溃疡、肿物、增厚、变薄或萎缩、有无手术瘢痕	4		
		（2）观察大小阴唇有无赘生物、尿道口及阴道口有无畸形和新生物，处女膜是否完整、有无闭锁或突出	4		
		（3）嘱患者屏气后观察阴道前后壁有无膨出、子宫有无脱垂，令患者咳嗽或屏气时有无尿液流出，了解有无压力性尿失禁	4		总分： 评语：
		（4）触诊有无前庭大腺囊肿及其大小、质地、有无触痛，并挤压观察腺体开口是否有异常分泌物溢出	4		
	3.窥阴器检查	（1）正确选择窥阴器，并检查窥阴器是否正常，可用润滑剂或生理盐水润滑	2		
		（2）正确放置窥阴器（用左手拇指示指分开两侧小阴唇，暴露阴道前庭观察尿道口和阴道口，右手持窥阴器先将其前后二叶前端并合，将窥阴器避开敏感的尿道周围区，斜行沿阴道侧后壁缓慢插入阴道内，边推进边将窥器两叶转正并逐渐张开两叶，暴露宫颈，阴道壁及穹窿部）	5		
		（3）检查阴道通畅度和深度，黏膜情况，有无先天畸形，有无溃疡、赘生物或囊肿，分泌物量、性质、色泽、有无异味	5		
		（4）注意转动窥器，查看阴道四壁的情况	2		
		（5）检查宫颈大小，糜烂样改变、息肉、腺囊肿，有无接触性出血	4		
		（6）正确取出窥阴器（稍退出窥阴器至宫颈下方后，先将前后叶合拢后再沿阴道侧后壁缓慢取出）	2		

续表

项目	内容		分值	扣分	备注
操作质量标准（80分）	4.双合诊	（1）更换手套	2		总分： 评语：
		（2）一手示指、中指涂润滑剂后，轻轻通过阴道口沿阴道后壁缓慢插入阴道，另一手在腹部随患者呼吸配合检查，手法正确	4		
		（3）检查阴道通畅度和深度，有无先天畸形，有无赘生物或囊肿	4		
		（4）检查宫颈大小、硬度、息肉、腺囊肿，有无接触性出血，举痛或摇摆痛	4		
		（5）检查子宫位置、大小、硬度、活动度、表面情况、有无压痛等（阴道内手指放在宫颈后方向上向前方抬举宫颈，另一手以四指指腹自腹部平脐处向下向后随患者呼吸按压腹壁，并逐渐向耻骨联合部移动，内外手指配合检查）	6		
		（6）检查双侧附件有无肿块，增厚或压痛，若触到肿块，应查清其位置、大小、形状、质地或硬度、活动度、边界和表面情况、与子宫的关系以及有无压痛等（阴道内手指由宫颈后方移至一侧穹窿部，尽可能往上向盆腔深部扪触，同时另一手从同侧下腹壁髂嵴水平开始由上向下按压腹壁，与阴道内手指相互对合配合检查）	6		
		（7）如双合诊检查不满意者行三合诊检查	2		
		（8）退出手指，观察指套上有无血迹，撤臀部垫单，脱手套，垃圾分类处理	4		
	5.沟通与人文关怀	（1）保护患者隐私，操作中注意观察询问患者感受，关心体贴患者，态度严肃，语言亲切	2		
		（2）操作规范熟练，检查仔细，动作轻柔	2		
		（3）操作结束后，协助患者起身及复原物品告知并记录检查结果	2		
提问（10分）	1.妇科检查（盆腔检查）目的、意义是什么 2.放置窥阴器有哪些注意事项 3.哪些情况下需要三合诊检查		10		考评时，提问的问题可以变更

【思考题】

1. 妇科检查（盆腔检查）的适应证有哪些？
2. 放置窥阴器有哪些注意事项？
3. 妇科检查（盆腔检查）的注意事项有哪些？
4. 妇科检查（盆腔检查）结束后，检查结果如何记录？

【本节小结】

见图 6-30。

图 6-30　妇科检查（盆腔检查）思维导图

二、阴道分泌物检查

阴道分泌物检查，即通过对阴道分泌物的性状、病原学等检查，用于诊断女性生殖系统炎症、判断卵巢功能。

【学习目标】

1. 描述阴道分泌物检查的适应证与禁忌证。

2. 规范完成阴道分泌物检查，能正确与助手和患者沟通。

3. 列举阴道分泌物检查的注意事项。

4. 能够对患者和家属进行有关健康生活方式、疾病预防等方面知识的宣传教育。

【教学方法】

1. 使用多媒体视频教学。

2. 模拟典型临床情景，进行阴道分泌物检查，讲解与示范相结合，突出重点，对重点难点内容进行讲解示范。模拟场景可以标准化病人或者学生扮演患者和患者家属，尽可能接近临床情景。

3. 分组在妇科检查模型上模拟临床阴道分泌物检查进行训练。

【案例导入】

患者，女性，36 岁。因“外阴瘙痒，阴道分泌物增多 1 周”就诊。自诉一周前同房后出现外阴瘙痒，阴道分泌物增多，色黄，稀薄脓性，伴尿频尿急尿痛，无血尿，无发热，无腹痛等不适。

根据患者目前情况应行什么检查以协助诊断？如何操作？

【评分标准】

6402

见表 6-51。

表 6-51　阴道分泌物检查评分标准

项目	内容	分值	扣分	备注
准备质量标准（10分）	1.仪表端庄，态度和蔼	1		总分： 评语：
	2.用品准备齐全：一次性臀部垫单、一次性阴道窥器、一次性检查手套、无菌手套、生理盐水、聚维酮碘、大头长棉签、妇科长棉签、无菌棉拭子、干净玻片、试管、培养管、尖嘴长弯钳、显微镜、10%氢氧化钾溶液、记号笔（或标签纸）。检查有效期及包装是否完好	2		
	3.核对患者信息，向患者或家属说明检查的目的、意义，取得患者的配合	2		
	4.询问患者未处于经期，嘱排空膀胱	1		
	5.评估环境，拉起屏风，保护患者隐私	2		
	6.操作者洗手，戴口罩、帽子。男医师要有女性医务人员陪同	2		

续表

项目	内容		分值	扣分	备注
操作质量标准（80分）	1.患者体位	（1）垫好臀部垫单，打开并对好光源	2		总分： 评语：
		（2）协助患者取膀胱截石位，脱去一侧裤腿	2		
		（3）正确戴手套	2		
	2.外阴检查	（1）观察外阴发育、阴毛的分布和多少、有无畸形，观察外阴皮肤的颜色、有无溃疡、肿物、增厚、变薄或萎缩、有无手术瘢痕	4		
		（2）观察大小阴唇有无赘生物、尿道口及阴道口有无畸形和新生物，处女膜是否完整、有无闭锁或突出	4		
		（3）嘱患者屏气后观察阴道前后壁有无膨出、子宫有无脱垂，令患者咳嗽或屏气时有无尿液流出，了解有无压力性尿失禁	4		
		（4）触诊有无前庭大腺囊肿及其大小、质地、有无触痛，并挤压观察腺体开口是否有异常分泌物溢出	4		
	3.操作步骤	（1）正确选择窥阴器，并检查窥阴器是否正常，可用生理盐水润滑	4		
		（2）正确放置窥阴器（用左手拇指示指分开两侧小阴唇，暴露阴道前庭观察尿道口和阴道口，右手持窥阴器先将其前后二叶前端并合，将窥阴器避开敏感的尿道周围区，斜行沿阴道侧后壁缓慢插入阴道内，边推进边将窥器两叶转正并逐渐张开两叶，暴露宫颈，阴道壁及穹窿部）	4		
		（3）检查阴道通畅度和深度，黏膜情况，有无先天畸形，有无溃疡、赘生物或囊肿，分泌物量、性质、色泽、有无异味	4		
		（4）注意转动窥器，查看阴道四壁的情况	4		
		（5）检查宫颈大小，糜烂样改变、息肉、腺囊肿，有无接触性出血	4		
		（6）常规检查：用妇科长棉签于后穹窿及阴道侧壁上1/3取阴道分泌物，送检	4		
		（7）宫颈黏液检查：长弯钳伸入宫颈管，获取宫颈黏液后打开长弯钳，观察钳尖处黏液性状及拉丝度，将黏液置于干燥玻片上，待自然干燥后显微镜下观察结晶	5		
		（8）支原体、衣原体检查：擦净宫颈表面分泌物，用无菌棉拭子伸入宫颈管内1.5～2cm，转动并停留20～30秒，送检	5		
		（9）淋球菌检查：擦净宫颈表面分泌物，用无菌棉拭子伸入宫颈管内1.5～2cm，转动并停留20～30秒，送检，或取尿道口分泌物，送检	5		
		（10）人乳头瘤病毒（HPV）检查：用大头长棉签擦净宫颈分泌物，用专用毛刷伸入宫颈管中旋转3～5周，取出毛刷放入专用试管中，在瓶口水平折断毛刷杆，盖好管帽送检	5		
		（11）正确取出窥阴器（稍退出窥阴器至宫颈下方后，先将前后叶合拢后再沿阴道侧后壁缓慢取出）	4		
		（12）撤臀部垫单，脱手套，垃圾分类处理	4		
	4.沟通与人文关怀	（1）保护患者隐私，操作中注意观察询问患者感受，关心体贴患者，态度严肃，语言亲切	2		
		（2）操作规范熟练，检查仔细，动作轻柔	2		
		（3）操作结束后，协助患者起身及复原物品，告知并记录检查结果	2		
提问（10分）	1.阴道分泌物检查的适应证与禁忌证有哪些 2.生理性白带和病理性白带性状有何不同？如何区别 3.如何通过宫颈黏液性状及宫颈黏液结晶检查判断患者有无排卵		10		考评时，提问的问题可以变更

【思考题】

1. 阴道分泌物检查的适应证与禁忌证有哪些？
2. 生理性白带和病理性白带性状有何不同？如何区别？
3. 阴道清洁度检查可分为哪些？
4. 如何通过宫颈黏液性状及宫颈黏液结晶检查判断患者有无排卵？
5. 阴道分泌物检查的注意事项有哪些？

【本节小结】

见图 6-31。

图 6-31　阴道分泌物检查思维导图

三、刮宫术

刮宫术，具有诊断和治疗作用，通过刮取少量子宫内膜和宫腔内容物标本检测，作出病理学诊断，以明确病变的原因，或者刮取子宫内膜或清除宫腔内容物达到治疗作用。

【学习目标】

1. 描述刮宫术的适应证与禁忌证。
2. 规范完成刮宫术，能正确与助手和患者沟通。
3. 列举刮宫术的注意事项。
4. 能够对患者和家属进行有关健康生活方式、疾病预防等方面知识的宣传教育。

【教学方法】

1. 使用多媒体视频教学。
2. 模拟典型临床情景，进行刮宫术，讲解与示范相结合，突出重点，对重点难点内容进行讲解示范。模拟场景可以标准化病人或者学生扮演患者和患者家属，尽可能接近临床情景。
3. 分组在刮宫术模型上模拟临床刮宫术进行训练。

【案例导入】

患者，女性，26 岁。因“人工流产术后阴道流血 12 天”就诊，患者阴道流血量不多，色暗红，无畏寒发热，无腹痛等不适。妇科检查提示阴道流血来源于宫腔，子宫附件无压痛。子宫附件B超检查示“宫腔内见一大小约2cm×2.5cm×2.5cm混合回声区”。

根据患者目前情况应行什么操作以协助诊断？如何操作？

6403

【评分标准】

见表6-52。

表6-52 刮宫术评分标准

项目	内容		分值	扣分	备注
准备质量标准（10分）	1.仪表端庄，态度和蔼		1		
	2.用品准备齐全：刮宫包1个、一次性垫单、无菌手套、消毒液：聚维酮碘或苯扎溴铵溶液，标本瓶2个、10%甲醛标本固定液、标记笔（或标签纸），检查有效期及包装是否完好		2		
	3.核对患者信息，测量生命体征，术前无禁忌证，知情同意并签字		2		
	4.嘱患者排空膀胱		1		
	5.评估环境，拉起屏风，保护患者隐私		2		
	6.操作者洗手，戴口罩、帽子，男医师要有女性医务人员陪同		2		
操作质量标准（80分）	1.患者体位	（1）垫好臀部垫单，打开并对好光源	2		
		（2）协助患者取膀胱截石位，脱去一侧裤腿	2		
	2.操作步骤	（1）打开刮宫包，检查灭菌指示卡	2		
		（2）将此次操作需要的棉球取出，聚维酮碘倒入治疗碗，包布无渗湿	2		
		（3）正确戴手套	2		
		（4）常规消毒外阴，顺序正确（小阴唇→大阴唇→阴阜→大腿内侧1/3→会阴及肛周）	2		
		（5）方向：从内到外，从上到下	2		
		（6）消毒次数3次，不留空隙	2		总分： 评语：
		（7）铺无菌孔巾	2		
		（8）正确选择阴道窥器	2		
		（9）消毒阴道（转动窥器，消毒3次）	2		
		（10）双合诊了解子宫、附件情况	2		
		（11）注意描述子宫大小、位置	2		
		（12）更换无菌手套	2		
		（13）更换阴道窥器，暴露宫颈、固定窥器	2		
		（14）宫颈钳夹住宫颈前唇，向前提拉，再次消毒，2个小棉签消毒宫颈管	2		
		（15）阴道后穹窿处放置纱布一块，小刮匙伸入宫颈管2～2.5cm，自子宫颈内口至外口顺序刮子宫颈管一周，刮取宫颈管组织	6		
		（16）收集标本，取出纱布	2		
		（17）用探针探宫腔位置及深度	4		
		（18）扩宫棒依次扩张宫颈管至6号	4		
		（19）另取一块纱布置于阴道后穹窿处，更换小刮匙，伸入宫腔，刮取子宫内膜组织	6		

续表

项目	内容		分值	扣分	备注
操作质量标准（80分）	2.操作步骤	（20）成功刮取宫腔组织	2		
		（21）收集标本，取出纱布	2		总分： 评语：
		（22）再次用探针探宫腔深度	2		
		（23）擦拭阴道内血液，再次消毒	2		
		（24）检查阴道内无异物残留后取下宫颈钳、阴道窥器、孔巾	2		
		（25）将自宫颈管及宫腔刮出的组织分别装瓶，用10%甲醛固定，标记后送病理检查	2		
		（26）撤臀下巾	2		
		（27）脱手套，垃圾分类处理	2		
		（28）完成手术记录	2		
	3.沟通与人文关怀	（1）保护患者隐私，操作中注意观察并询问患者感受，关心体贴患者，态度严肃，语言亲切	2		
		（2）操作规范熟练，检查仔细，动作轻柔，避免不必要的反复搔刮	2		
		（3）无菌操作（手套未碰触非无菌区、器械未碰触非手术区）	2		
		（4）操作结束后，协助患者起身及复原物品，告知检查结果，交代术后注意事项	2		
提问（10分）	1.刮宫术的适应证与禁忌证有哪些？ 2.分段诊断性刮宫的注意事项有哪些？ 3.刮宫术的并发症有哪些？如何处理？		10		考评时，提问的问题可以变更

【思考题】

1. 刮宫术的适应证与禁忌证有哪些？

2. 刮宫过程中，患者出现心动过缓、血压下降、面色苍白、头昏、胸闷、大汗淋漓等症状，应如何处理？

3. 刮宫术的并发症有哪些？如何处理？

4. 刮宫术的注意事项有哪些？

5. 不孕症患者行刮宫术时有哪些注意事项？

【本节小结】

见图 6-32。

图 6-32　刮宫术思维导图

四、经阴道后穹窿穿刺术

经阴道后穹窿穿刺术，常用于了解盆腹腔内液体的性状、进行相应理化检查、病理检查以及病原学检查，并对相应疾病进行诊断和治疗。

【学习目标】

1. 描述经阴道后穹窿穿刺术的适应证与禁忌证。
2. 正确选择经阴道后穹窿穿刺术穿刺点。
3. 规范完成经阴道后穹窿穿刺术，能正确与助手和患者沟通。
4. 列举经阴道后穹窿穿刺术的注意事项。
5. 能够对患者和家属进行有关健康生活方式、疾病预防等方面知识的宣传教育。

【教学方法】

1. 使用多媒体视频教学。
2. 模拟典型临床情景，进行经阴道后穹窿穿刺术，讲解与示范相结合，突出重点，对重点难点内容进行讲解示范。模拟场景可以标准化患者或者学生扮演患者和病人家属，尽可能接近临床情景。
3. 分组在经阴道后穹窿穿刺术模型上模拟临床经阴道后穹窿穿刺术进行训练。

【案例导入】

患者，女性，26 岁。因“突发左下腹痛、肛门坠胀 1 小时”就诊。平素月经规律，末次月经 40 天前，1 小时前无诱因突发左下腹部撕裂样疼痛，伴肛门坠胀，恶心呕吐一次，无胸闷心悸，无腹泻等。查体：体温 37℃，血压 92/57mmHg，心率 103 次 / 分钟。左下腹压痛，无反跳痛。尿妊娠试验阳性。子宫附件超声检查显示：子宫大小正常，子宫左后方可见一不均质包块 50mm × 77mm，盆腔积液 60mm。

根据患者目前情况应行什么操作以协助诊断？如何操作？

【评分标准】

见表 6-53。

6404

表 6-53　经阴道后穹窿穿刺术评分标准

项目	内容		分值	扣分	备注
准备质量标准（10分）	1.仪表端庄，态度和蔼		1		总分： 评语：
	2.用品准备齐全：经阴道后穹窿穿刺包1个、一次性垫单、无菌手套、10mL注射器、消毒液：聚维酮碘或苯扎溴铵溶液，检查有效期及包装是否完好		2		
	3.核对患者信息，测量生命体征，术前无禁忌证，知情同意并签字		2		
	4.嘱患者排空膀胱		1		
	5.评估环境，拉起屏风，保护患者隐私		2		
	6.操作者洗手，戴口罩、帽子，男医师要有女性医务人员陪同		2		
操作质量标准（80分）	1.患者体位	（1）垫好臀部垫单，打开并对好光源	2		
		（2）协助患者取膀胱截石位，脱去一侧裤腿	2		

续表

项目	内容		分值	扣分	备注
操作质量标准（80分）	2.操作步骤	（1）打开后穹窿穿刺包，检查灭菌指示卡，打入注射器	2		总分： 评语：
		（2）将此次操作需要的棉球取出，聚维酮碘倒入治疗碗，包布无渗湿	2		
		（3）正确戴手套	2		
		（4）常规消毒外阴，顺序正确（小阴唇→大阴唇→阴阜→大腿内侧1/3→会阴及肛周）	2		
		（5）方向：从内到外，从上到下	2		
		（6）消毒次数3次，不留空隙	2		
		（7）铺无菌孔巾	2		
		（8）正确选择阴道窥器	2		
		（9）消毒阴道（转动窥器，消毒3次）	2		
		（10）双合诊了解子宫、附件情况	2		
		（11）注意描述后穹窿是否膨隆、宫颈是否举痛、摇摆痛	2		
		（12）更换无菌手套	2		
		（13）更换阴道窥器，暴露宫颈、固定窥器	2		
		（14）宫颈钳夹住宫颈后唇，再次消毒	3		
		（15）选择合适穿刺针，检查通畅性	2		
		（16）穿刺点选择：在后穹窿中央或稍偏患侧、阴道宫颈交界处稍下方	3		
		（17）消毒穿刺点1次	2		
		（18）平行宫颈管方向进针2～3cm	2		
		（19）抽吸液体如无液体抽出，适当改变方向或深浅度，边退针边抽吸；第一次穿出红色液体得10分；第二次穿出红色液体得5分；第三次及以上穿出红色液体得2分；未抽出红色液体得0分，抽出黄色液体一次算操作失败一次	10		
		（20）目测穿刺液性质，如为血性液体，静置观察6分钟了解是否凝固	2		
		（21）常规涂片及细胞学检查（可口述送检标本）	2		
		（22）拔针后检查穿刺点有无出血，及时棉球压迫止血	4		
		（23）再次消毒	2		
		（24）检查阴道内无异物残留后取下宫颈钳、阴道窥器、孔巾	2		
		（25）撤臀下巾	2		
		（26）脱手套，垃圾分类处理	2		
		（27）完成手术记录	4		
		（28）无菌操作（手套未碰触非无菌区、器械未碰触非手术区）	2		
	3.沟通与人文关怀	（1）保护患者隐私，操作中注意观察并询问患者感受，关心体贴患者，态度严肃，语言亲切	2		
		（2）操作规范熟练，检查仔细，动作轻柔	2		
		（3）操作结束后，协助患者起身及复原物品，告知检查结果，交代术后注意事项	2		
提问（10分）	1.经阴道后穹窿穿刺术的适应证与禁忌证有哪些 2.经阴道后穹窿穿刺术如何选择穿刺点？如无液体抽出，应如何处理 3.经阴道后穹窿穿刺术抽出液体常见哪些性状		10		考评时，提问的问题可以变更

【思考题】

1. 经阴道后穹窿穿刺术的适应证与禁忌证有哪些？
2. 经阴道后穹窿穿刺术如何选择穿刺点？如无液体抽出，应如何处理？
3. 经阴道后穹窿穿刺术的并发症有哪些？如何处理？
4. 经阴道后穹窿穿刺术抽出液体常见哪些性状？
5. 经阴道后穹窿穿刺术的注意事项有哪些？

【本节小结】

见图 6-33。

图 6-33 经阴道后穹窿穿刺术思维导图

五、产科检查（腹部四步触诊检查法）

产科检查包括腹部检查、骨盆测量和阴道检查等。腹部检查包括视诊、触诊、听诊。腹部四步触诊是孕中、晚期产科腹部检查方法，检查子宫大小、胎产式、胎先露、胎方位及胎先露是否衔接。

【学习目标】

1. 描述腹部四步触诊、阴道检查的适应证与禁忌证。
2. 规范完成腹部四步触诊检查，能正确与助手和患者沟通。
3. 列举腹部四步触诊、阴道检查的注意事项。
4. 能够对患者和家属进行有关健康生活方式、疾病预防等方面知识的宣传教育。

【教学方法】

1. 使用多媒体视频教学。
2. 模拟典型临床情景，进行腹部四步触诊、阴道检查，讲解与示范相结合，突出重点，对重点难点内容进行讲解示范。模拟场景可以标准化病人或者学生扮演患者和患者家属，尽可能接近临床情景。
3. 分组在产科检查模型上模拟临床腹部四步触诊进行训练。

【案例导入】

患者，女性，26 岁，初产妇。因“停经 38 周，下腹阵痛 5 小时”入院，无阴道流血流液等不适，胎动如常，患者孕期定期产检，无异常发现。根据患者目前情况应行什么操作进行重点产前检查？如何操作？

6405

【评分标准】

见表 6-54。

表 6-54　腹部四步触诊检查法评分标准

项目	内容			分值	扣分	备注
准备质量标准（10分）	1.仪表端庄，态度和蔼			1		
	2.用品准备齐全：一次性垫单			2		
	3.核对患者信息，测量生命体征			2		
	4.嘱患者排空膀胱			1		
	5.评估环境，拉起屏风，保护患者隐私			2		
	6.操作者洗手，戴口罩、帽子，男医师要有女性医务人员陪同			2		
操作质量标准（80分）	1.患者体位	（1）垫好臀部垫单		4		总分： 评语：
		（2）协助患者仰卧在检查床上，头部稍垫高，暴露腹部，双腿自然略屈曲，稍分开，使腹部放松		4		
	2.操作步骤	（1）检查者站在孕妇的右侧，在做前三步手法时，检查者面向孕妇头端；做第四步手法时，检查者面向孕妇足端		4		
		（2）第一步	检查者两手置于子宫底部，了解子宫外形并测得宫底高度，估计胎儿大小与妊娠周数是否相符	6		
			然后以两手指腹相对轻推，判断宫底部的胎儿部分	8		
		（3）第二步	检查者双手掌分别置于子宫体两侧，一手固定，另一手轻轻深按，两手交替进行，仔细分辨胎背及胎儿四肢的位置	8		
		（4）第三步	检查者右手拇指与其他四指分开，置于耻骨联合上方，握住胎先露部，进一步判断先露是头还是臀	8		
			再左右推动以确定是否衔接	6		
		（5）第四步	检查者面向孕妇足端	4		
			两手分别置于先露部的两侧，向骨盆入口方向向下深按，再一次核对先露部的诊断是否正确	8		
			并确定胎先露部入盆程度	6		
		（6）撤臀下巾		4		
		（7）垃圾分类处理		4		
	3.沟通与人文关怀	（1）保护患者隐私，操作中注意观察并询问患者感受，关心体贴患者，态度严肃，语言亲切		2		
		（2）操作规范熟练，检查仔细，动作轻柔		2		
		（3）操作结束后，协助患者起身及复原物品告知检查结果		2		
提问（10分）	1.腹部四步触诊检查的注意事项有哪些 2.腹部四步触诊检查的目的是什么			10		考评时，提问的问题可以变更

【思考题】

1. 阴道检查的适应证与禁忌证有哪些？

2. 腹部四步触诊检查的注意事项有哪些？

3. 腹部四步触诊检查的目的是什么？

【本节小结】

见图 6-34。

图 6-34　产科检查思维导图

六、电子胎心监护

电子胎心监护（electronic fetal monitoring，EFM）在产前和产时应用广泛，是产科不可缺少的辅助检查手段。其优点是能连续观察并记录胎心率（fetal heart rate，FHR）的动态变化，同时描记子宫收缩和胎动情况，反映三者间的关系。

【学习目标】

1. 描述电子胎心监护的适应证与禁忌证。

2. 规范完成电子胎心监护，分析电子胎心监护结果，并正确与患者沟通。

3. 列举电子胎心监护的注意事项。

4. 能够对患者和家属进行有关健康生活方式、疾病预防等方面知识的宣传教育。

【教学方法】

1. 使用多媒体视频教学。

2. 在模拟的电子胎心监护场景下讲解与示范相结合，突出重点，对重点难点内容进行讲解示范。模拟场景可以标准化病人或者学生扮演患者和患者家属，尽可能接近临床情景。

3. 分组在产科孕妇模型上模拟临床电子胎心监护进行训练。

【案例导入】

患者，女性，26 岁。因“停经 37 周，自觉胎动减少 2 天”就诊。患者平素月经规律，周期 30 天，孕期顺利，定期产检。近 2 天自觉胎动较前减少一半，无腹痛腹胀，无阴道流血、流液等不适。

根据患者目前情况应行什么检查以协助诊断？如何操作？

【评分标准】

见表 6-55。

6406

表6-55　电子胎心监护评分标准

项目	内容		分值	扣分	备注
准备质量标准（10分）	1.仪表端庄，态度和蔼		1		总分： 评语：
	2.用品准备齐全：一次性垫单、电子胎心监护仪、超声耦合剂		2		
	3.核对患者信息，测量生命体征，知情同意		2		
	4.嘱患者排空膀胱		1		
	5.评估环境，拉起屏风，保护患者隐私，冬天注意暖手		2		
	6.操作者洗手，戴口罩、帽子，男医师要有女性医务人员陪同		2		
操作质量标准（80分）	1.患者体位	（1）垫好臀部垫单	4		
		（2）仰卧位，头部略抬高，暴露腹部，双腿略屈曲稍外展	6		
	2.操作步骤	（1）检查者站在孕妇右侧，在宫缩间歇期进行检查	6		
		（2）将胎心探头放在胎心最清楚处（胎背区）	8		
		（3）宫缩传感器缚于孕妇腹前壁近宫底部	8		
		（4）胎动计数器置于孕妇手中，并告知使用方法	8		
		（5）设定走纸速度（每分钟3cm）	6		
		（6）连续监护20分钟	4		
		（7）观察胎心与胎动及宫缩情况，胎心监护图形判读	6		
		（8）如孕妇仰卧位出现不适，为避免出现仰卧位低血压，可稍左侧卧位	6		
	3.沟通与人文关怀	（1）保护患者隐私，操作中注意观察并询问患者感受，关心体贴患者，态度严肃，语言亲切	6		
		（2）操作规范熟练，检查仔细，动作轻柔	6		
		（3）监护完毕，撤去探头，并擦净孕妇皮肤，协助孕妇起身复原物品，告知检查结果	6		
提问（10分）	1.OCT的适应证与禁忌证有哪些 2.电子胎心监护的注意事项有哪些 3.OCT图形如何判读		10		考评时，提问的问题可以变更

【思考题】

1. 电子胎心监护的适应证与禁忌证有哪些？

2. 胎心监护过程中，病人出现心动过缓、血压下降、面色苍白、出汗等症状，应如何处理？

3. 电子胎心监护有什么注意事项？

4. 哪些情况可出现 NST 无反应？

5.OCT 图形如何判读？

【本节小结】

见图 6-35。

图6-35 电子胎心监护思维导图

七、会阴切开缝合术

会阴切开缝合术是产科常用手术，旨在扩大软产道出口。经阴道分娩时，行会阴切开缝合术，可避免会阴过度扩展，利于胎儿娩出，减少可能产生的软产道组织损伤。常用的切开方式有会阴侧斜切开及正中切开两种。

【学习目标】

1. 描述会阴切开缝合术的适应证与禁忌证。
2. 规范完成会阴切开缝合术，能正确与助手和患者沟通。
3. 列举会阴切开缝合术的注意事项。
4. 能够对患者和家属进行有关健康生活方式、疾病预防等方面知识的宣传教育。

【教学方法】

1. 使用多媒体视频教学。
2. 模拟典型临床情景，进行会阴切开缝合术，讲解与示范相结合，突出重点，对重点难点内容进行讲解示范。模拟场景可以标准化病人或者学生扮演患者和患者家属，尽可能接近临床情景。
3. 分组在会阴切开缝合术模型上模拟临床会阴切开缝合术进行训练。

【案例导入】

患者，女性，26岁，初产妇。现宫口开全近1小时，胎头拨露，估计胎儿体重3800g，见患者会阴较紧，胎心140次/分。

根据患者目前情况应行什么操作以协助分娩？如何操作？

【评分标准】

见表6-56。

6407

表6-56 会阴切开缝合术评分标准

项目	内容	分值	扣分	备注
准备质量标准（10分）	1.仪表端庄，态度和蔼	1		总分： 评语：
	2.用品准备齐全：会阴切开缝合包1个、治疗车、一次性垫单、无菌巾、无菌手套2副、消毒液：聚维酮碘或苯扎溴铵溶液，局部麻醉药（0.5%利多卡因5mL），注射器（10mL或5mL）1个，检查有效期及包装是否完好	2		

续表

项目	内容		分值	扣分	备注
准备质量标准（10分）	3.核对患者信息，测量生命体征，术前无禁忌证，知情同意并签字		2		
	4.嘱患者排空膀胱，必要时导尿		1		
	5.评估环境，拉起屏风，保护患者隐私		2		
	6.操作者洗手，戴口罩、帽子，男医师要有女性医务人员陪同		2		
操作质量标准（80分）	1.患者体位	（1）垫好臀部垫单，打开并对好光源	2		
		（2）协助患者取膀胱截石位，脱去一侧裤腿	2		
	2.操作步骤	（1）打开会阴切开缝合包，检查灭菌指示卡	2		
		（2）将此次操作需要的棉球取出，聚维酮碘倒入治疗碗，包布无渗湿	2		
		（3）外阴清洗：用消毒纱球蘸肥皂水擦洗外阴，顺序正确（小阴唇→大阴唇→阴阜→大腿内侧1/3→会阴及肛周），用消毒纱球盖住阴道口，防止冲洗液流入阴道，用温水冲掉肥皂液	4		
		（4）常规消毒外阴，顺序正确（小阴唇→大阴唇→阴阜→大腿内侧1/3→会阴及肛周）	2		
		（5）方向：从内到外，从上到下	2		
		（6）消毒次数3次，不留空隙	2		
		（7）刷手并穿手术衣，戴无菌手套	2		
		（8）铺无菌中单及孔巾	2		
		（9）阴部阻滞麻醉操作：将一手中、示指伸入阴道，触及坐骨棘做指引，另一手持长针注射器，在肛门与坐骨结节中点进针，注射0.5%利多卡因5～10mL，先皮下注射一皮丘，将针头刺向坐骨棘尖端内下方阴部神经经过处，回抽无血，注射1/2后，边退针边注射，逐步退回至皮下向阴唇后联合方向沿拟切开的切口做扇形注射	4		总分： 评语：
		（10）会阴斜侧切开：左手中、示指伸入阴道内，撑起左侧阴道壁并推开胎儿先露部，右手持会阴切开剪刀或钝头直剪刀，沿阴道内手指引导，剪刀一叶置于阴道内，另一叶置于阴道外，使剪刀切线与会阴后联合中线呈旁侧30°角至60°角，于胎头拨露后、着冠前、会阴高度扩张变薄后、宫缩开始时，剪开会阴4～5cm	8		
		（11）注意剪刀摆放与皮肤垂直，皮肤与黏膜切口内外大小应一致	2		
		（12）切开后应立即用纱布压迫止血，如有小动脉活跃出血应钳夹1号丝线结扎止血	2		
		（13）胎盘、胎膜完全娩出后，消毒阴道外阴，阴道带尾纱条填塞阴道后穹窿及阴道上段，上推子宫，暴露阴道下段，仔细检查产道有无裂伤、血肿，探明切口顶端及底部	4		
		（14）缝合阴道黏膜：用左手中、示指撑开阴道壁，暴露阴道黏膜切口顶端及整个切口，用2-0可吸收线，自切口顶端上方0.5～1cm处开始，间断或连续缝合阴道黏膜及黏膜下组织，直达处女膜环外	6		
		（15）缝合肌层：以2-0可吸收线间断缝合会阴体肌层，恢复解剖关系	4		
		（16）缝合皮下及皮肤组织：1号丝线间断缝合皮下脂肪及皮肤，或2-0可吸收线间断缝合皮下组织，4-0或3-0可吸收线连续皮内缝合	4		
		（17）缝合质量：创面对合平整、不留无效腔、缝合间隔佳、深度合适	4		
		（18）取出阴道内纱布条，仔细检查缝合处有无出血或血肿，确保处女膜环口不小于两横指	4		
		（19）常规肛查有无缝线穿透直肠黏膜	2		
		（20）撤孔巾、臀下巾	2		
		（21）脱手套，垃圾分类处理	2		

续表

项目		内容	分值	扣分	备注
操作质量标准（80分）	2.操作步骤	（22）完成手术记录	2		
		（23）无菌操作（手套未碰触非无菌区、器械未碰触非手术区）	2		
	3.沟通与人文关怀	（1）保护患者隐私，操作中注意观察并询问患者感受，关心体贴患者，态度严肃，语言亲切	2		总分： 评语：
		（2）操作规范熟练，检查仔细，动作轻柔	2		
		（3）操作结束后，协助患者起身及复原物品，交代术后注意事项	2		
提问（10分）	1.会阴切开缝合术的适应证与禁忌证有哪些？ 2.会阴切开缝合术的注意事项有哪些？ 3.会阴切开缝合术的并发症有哪些？如何处理？		10		考评时，提问的问题可以变更

【思考题】

1. 会阴切开缝合术的适应证与禁忌证有哪些？
2. 会阴切开缝合术的并发症有哪些？如何处理？
3. 会阴切开缝合术的注意事项有哪些？

【本节小结】

见图 6-36。

图 6-36　会阴切开缝合术思维导图

第五节　儿科基本技能操作规程及评分标准（含模拟竞赛示例）

一、新生儿处理和抢救

（一）新生儿复苏术

新生儿窒息是指产前、产时或产后的各种因素导致胎儿缺氧，发生宫内窘迫，或分娩过程中出现循环、呼吸问题，导致生后 1 分钟内没有自主呼吸或未能成功建立规律呼吸，是出生后最常见的紧急情况，必须积极应对和正确抢救。而新生儿复苏是帮助窒息的新生儿建立自主呼吸的重要手段。

【学习目标】

1. 掌握新生儿窒息复苏的流程及技术。
2. 熟悉新生儿窒息复苏的并发症判断及处理。
3. 了解新生儿窒息的可能诱发因素。

【教学方法】

1.PPT 理论教学及视频观摩教学。
2. 在新生儿复苏模型上进行动作分解及讲解示范，在模型上练习时教师可对错误动作进行纠正和规范。教师设置模拟场景，尽可能接近临床情景。
3. 分组进行训练。训练过程中可自查，互查，教师观摩检查。

【案例导入】

患者，女性，36 岁。糖尿病 3 年，孕期体重增长 25kg，体重 92kg，G1P0，孕期血糖餐后 2 小时最高达 8.9mmol/L，妊娠 40+1 周，行剖宫产术。

要求：根据患者目前情况，应如何处理新生儿?

【评分标准】

见表 6-57。

6501

表 6-57　新生儿复苏评分标准

项目	内容	分值	扣分	备注
进赛场后	所有队员手消剂消毒，一边戴手套一边问病史或看题卡，分工明确，制订复苏计划	5		
操作前准备（15分）	1.明确孕妇信息：主操作者询问孕妇是否足月、有无孕期疾病、单胎还是多胎，注意沟通语气及人文关怀	2		
	2.物品准备：助手预热辐射床，连接吸引器	2		
	3.物品准备：助手准备复苏物品、检查喉镜等是否正常工作	2		
	4.物品准备：复苏球囊处于备用状态，带好听诊器	2		
	5.患儿出生后进行初步评估（4项内容）	4		
操作过程（55分）	1.断脐后置于辐射台保暖	3		总分： 评语：
	2.摆正体位，必要时吸引，时间少于10秒，先口后鼻（注意吸引球的用法）	5		
	3.如果有胎粪污染、患儿无活力，要气管插管+胎粪吸引（操作完后要更换手套）	5		
	4.擦干全身，刺激足底两次	2		
	5.评估患儿心率、呼吸、肤色	3		
	6.（HR70次/分）球囊正压通气，选择合适面罩（注意正压通气时候的姿势、手法、通气量、频率）	5		
	7.连接血氧饱和度监测仪（助手）	2		
	8.给氧5次后胸廓无起伏进行矫正通气步骤	3		

续表

项目	内容	分值	扣分	备注
操作过程（55分）	9.有效正压通气30秒后评估心率、氧饱和度	2		总分： 评语：
	10.（HR50次/分）气管插管（如有胎粪污染，操作前更换手套；操作者准备时助手继续正压通气，插管时助手常压给氧+插管成功后球囊接上纯氧）	10		
	11.胸外按压配合正压通气（注意频率、手法）	3		
	12.60秒后评估心率、氧饱和度	2		
	13.（HR50次/分）给予肾上腺素脐静脉或气管插管给药	3		
	14.30秒后评估心率、氧饱和度。（HR80次/分）停止胸外按压，继续给予球囊正压通气（注意频率的转换）	2		
	15.30秒后评估心率、氧饱和度。（HR110次/分，氧饱和度正常）撤管并停止正压通气	3		
总体评价（30分）	1.整个操作过程手法熟练、动作流畅	10		
	2.和助手配合默契	10		
	3.人文关怀，动作无粗暴	10		

【思考题】

1. 在确定新生儿需要气管插管时，“有活力”的三项特征是哪些。
2. 什么时候可以停止通气。

【本节小结】

见图 6-37。

图 6-37　新生儿窒息复苏思维导图

（二）新生儿出生时处理

正常新生儿出生时的处理包括呼吸道清理、脐带处理、疫苗注射等。

【学习目标】

1. 掌握新生儿出生时处理步骤及流程。
2. 熟悉从胎儿过渡到新生儿的生理特点的转变。
3. 了解高危新生儿的各种因素。

【教学方法】

1.PPT 理论教学及视频观摩教学。

2. 在新生儿模型上进行讲解示范及练习，教师可对错误动作进行纠正和规范。

3. 分组进行训练。训练过程中可自查，互查，教师观摩检查。

【案例导入】

孕妇，女，27岁，妊娠38周临产，胎心145次/分钟。产前检查发现母亲患有淋病。要求：请选手准备新生儿处理。

【评分标准】

见表6-58。

6502

表6-58 新生儿出生时处理评分表

项目		内容	分值	扣分	备注
操作前准备（15分）		环境准备：室温应在24～26℃，辐射台或温箱温度32～34℃，自身准备：七步洗手法后穿手术衣（隔离衣）、帽子、手套、口罩	2		
		检查气囊、面罩和氧源及其他物品	2		
		检查校正体重秤，调零	2		
		新生儿衣服、尿布、毛巾放到辐射台上预热	2		
		药品准备（维生素K_1针、肾上腺素、0.9%生理盐水、乙肝疫苗）注射器、治疗盘、PVP消毒棉签、酒精棉签，干棉签	4		
		检查气管插管、喉镜	2		
		取一次性垫单在旁等候	1		
操作过程（75分）	1.初步评估	问4个评价新生儿状况的问题：足月？羊水？呼吸？肌张力？如果都正常，报告新生儿进入常规护理；如果有一项及以上异常，进入新生儿复苏程序（每项1分）	4		
	2.常规护理	（1）报告患儿进入常规护理	2		
		（2）将患儿用预热的毛巾包裹保暖	2		
		（3）摆好体位（肩下垫高2～3cm）	2		总分： 评语：
		（4）必要时吸引（先口后鼻）	3		
		（5）擦干并移开湿毛巾	2		
		（6）评价皮肤颜色	2		
		（7）生后1分钟时进行Apgar评分（皮肤颜色、心率、反应、肌张力、呼吸）	5		
		（8）生后5分钟时进行Apgar评分	4		
	3.脐带处理	（1）常规护理后，剖宫产新生儿置于产床上，顺产新生儿可置于产妇下腹部，用PVP消毒棉签擦拭脐根周围	1		
		（2）待脐带搏动消失后（出生后1～2分钟），用两把血管钳挤尽脐带残留血液，然后分别夹住脐带距脐根1cm及4cm处，剖宫产距新生儿脐轮2cm处使用脐带夹；平产用气门芯断脐	1		
		（3）在距脐带夹约0.5cm处修正脐带	1		
		（4）挤尽脐带断端残留血液	1		
		（5）用PVP棉签消毒脐带断端	1		
		（6）将残端消毒后用无菌敷料包扎	1		

续表

项目		内容	分值	扣分	备注
操作过程（75分）	4.称体重	（1）将新生儿平躺在电子秤上（两手分别托住头部及臀部）	1		总分： 评语：
		（2）稳定后读数	1		
		（3）精确至0.01kg	1		
		（4）不可摇晃或接触他物	1		
	5.眼睛处理	（1）可用消毒纱布或脱脂棉花清洁双侧眼睛	2		
		（2）妥布霉素滴眼液滴双眼（必要时）	5		
	6.皮肤处理	娩出擦干后，用消毒软纱布蘸温开水清洗头皮、耳后、面部、颈部及其他皮肤皱褶处	4		
	7.名签	给新生儿手腕或脚踝戴上一个名签，写明母亲姓名及床号、婴儿性别及出生时间、出生体重	5		
	8.维生素K_1及乙肝疫苗	予以维生素K_1针1mg肌肉注射（臀小肌或大腿内侧）；肌注乙肝疫苗（右手臂三角肌下缘）	5		
	9.体格检查并填写出生记录	（1）体格检查，头颅，头围，前囟，五官，颈部，心肺腹，身长（口述即可）	2		
		（2）填写出生记录（口述即可）	2		
		（3）盖脚印	2		
	10.穿衣	穿衣，包裹	2		
	11.观察	新生儿娩出后1～2小时应与母亲一同在产房进行观察，无异常者可送入母婴同室	5		
	12.喂养	娩出后30分钟内应让婴儿吸吮母亲乳头，生后第一个24小时应让婴儿勤吸吮，次数最好不少于12次	5		
总体评价（10分）	1.熟练程度	整个操作过程手法熟练、动作流畅	5		
	2.人文关怀	人文关怀，动作无粗暴	5		

【思考题】

1. 正常新生儿所需室内的适中温度是多少。
2. 初步复苏包括哪几个步骤。

【本节小结】

见图 6-38。

图 6-38　新生儿出生时的处理思维导图

二、小儿腰椎穿刺术

小儿腰椎穿刺术是小儿临床常用的检查方法之一，对神经系统疾病的诊断和治疗有重要意义，操作也较为安全。

【学习目标】

1. 掌握小儿腰椎穿刺术的适应证与禁忌证。
2. 掌握小儿腰椎穿刺术穿刺点的选择。
3. 熟练掌握腰椎穿刺术的操作方法及步骤。
4. 了解腰椎穿刺术的注意事项。

【教学方法】

1. 使用多媒体视频教学。
2. 在模拟的腰椎穿刺术场景下讲解与示范相结合，突出重点，对重点难点内容进行讲解示范。
3. 分组在腰椎穿刺术模型上练习。

【案例导入】

患儿，男，3岁，因“发热、头痛、呕吐7天”于2019年11月14日入院。患儿7天前无明显诱因出现发热，体温39℃，伴轻微头痛，每日呕吐3～4次，非喷射状，胃内容物。曾诊断“上感”，口服阿奇霉素治疗5天，疗效欠佳。2天前头痛加重，精神差，睡眠多，时有烦躁。予头孢曲松静点1天，症状仍无好转。查脑膜刺激征阳性、病理征阴性。血常规、CRP、PCT无异常；头部CT检查未见异常。脑电图各脑区可见大量弥漫性高幅慢波。

根据患儿目前情况应行什么操作以协助诊断？如何操作？

【评分标准】

见表6-59。

6503

表6-59 小儿腰椎穿刺术评分标准

项目	内容	分值	扣分	备注
操作前准备（10分）	1.医师准备：穿好工作服、戴好口罩、帽子	1		总分： 评语：
	2.要求降颅压处理：出示提示卡一	2		
	3.要求查看凝血功能：出示提示卡二	2		
	4.用物准备：腰穿包（注意消毒时间），无菌手套，络活碘，5mL注射器，2%利多卡因，地西泮针，胶布，无菌棉球，无菌纱布，无菌棉签，缺一项扣1分	5		

续表

项目	内容	分值	扣分	备注
操作过程（70分）	1.镇静：口述地西泮镇静或拿起地西泮即出示提示卡三	3		总分： 评语：
	2.体位：患儿侧卧位于硬板床上，胸膝屈曲，背部和床面垂直，头向前胸屈曲，膝要紧贴腹部，充分暴露检查部位的椎间隙	5		
	3.穿刺点选择：髂后上棘连线与脊柱相交处，相当于腰3～4椎间隙，也可选下一腰椎间隙，并做好标记	5		
	4.戴无菌手套：打开手套包，取出手套，左手捏住手套反折处，右手对准手套5指插入戴好，已戴手套的右手，除拇指外4指插入另一手套反折处，左手顺势戴好手套，两手分别把反折部向上翻至袖口上	5		
	5.穿刺部位消毒	5		
	6.铺孔巾	3		
	7.2%利多卡因作局部麻醉	3		
	8.检查穿刺针是否通畅，针芯是否配套	3		
	9.右手持腰椎穿刺针（小儿用21或22号），左手拇指固定住第三腰椎棘突，沿棘突方向垂直缓慢刺入，当感觉两次突破感后，可将针芯慢慢抽出，见脑脊液滴出，儿童深度一般2～4cm	10		
	10.放液前接上测压管，记录脑脊液压力（70～200mmH$_2$O）	5		
	11.撤离测压管，收集脑脊液，2～5mL送检（生化、常规、病原学检查），报告抽液量、外观和送检项目。如未送病原学检查则扣5分	10		
	12.抽完液后插上针芯，拔出穿刺针，常规消毒穿刺点，覆盖无菌纱布，稍用力压迫穿刺点，用胶布固定	5		
	13.注意穿刺过程患儿有无特别不适，术后让患儿去枕平卧4～6小时，并严密观察	4		
	14.告知患者家属如有不适，立即通知工作人员	2		
	15.整理用物，用物处理（医疗废物处理）	2		
总体评价（20分）	1.人文关怀	5		
	2.医患沟通	5		
	3.简要回答问题	10		

【本节小结】

见图 6-39。

图 6-39　小儿腰椎穿刺术思维导图

三、小儿骨髓穿刺术

骨髓穿刺术，即骨髓穿刺，可用于血液系统疾病、感染性疾病的诊断，也可用于抢救时暂时性液体通路的建立。

【学习目标】

1. 掌握骨髓穿刺术的适应证与禁忌证。
2. 熟练掌握骨髓穿刺术的操作方法。
3. 知道骨髓穿刺术的注意事项及可能出现的并发症。

【教学方法】

1. 使用多媒体视频教学。
2. 在模拟的骨髓穿刺术场景下讲解与示范相结合，突出重点，对重点难点内容进行讲解示范。模拟场景可以标准化病人或者学生扮演患者和患者家属，尽可能接近临床情景。
3. 分组在骨髓穿刺术模型上模拟临床骨髓穿刺术进行训练。

【案例导入】

患儿，男，2岁，因“面色苍白1月，发热1周”入院。患儿1月前无明显诱因下出现面色苍白，呈进行性加重，无鼻出血，无皮肤出血点，无呕血、黑便、尿红等。2周前出现少许咳嗽，后加剧。1周前发热，体温最高39℃，寒战，高热不退。查体：精神软，面色苍白，颈部、腹股沟可触及数个淋巴结肿大，最大约2.5cm×1.0cm，质软，边界清，活动可，无触痛，全身可见针尖样大小皮疹，压之不褪色，咽充血，呼吸平稳，两肺未闻及啰音，心律齐，HR100次/分，未闻及杂音，腹软，肝右肋下5cm，边锐，脾肋下3cm，神经体检无殊。辅助检查：血常规及CRP示白细胞40.8×10^9/L，红细胞2.55×10^9/L，血红蛋白50g/L，CRP100mg/dl。

根据患儿目前情况应行什么操作以协助诊断？如何操作？

【评分标准】

见表6-60。

6504

表6-60　小儿骨髓穿刺术评分标准

项目	内容	分值	扣分	备注
操作前准备（15分）	1.核对患儿信息；自我介绍	2		总分： 评语：
	2.向监护人告知穿刺目的并取得同意、签字；向患儿告知穿刺目的者不得分	5		
	3.了解患者药物过敏史及血友病史	2		
	4.监测生命体征，测血压、脉搏正常	2		
	5.准备：患儿已排大小便环境安全，温度适宜	2		
	6.用物准备：操作开始后返回拿物品1次扣1分	2		
操作过程（65分）	1.镇静：对于不合作的婴儿和幼儿，应给予地西泮静脉注射（口述）	5		
	2.取仰卧位，腘窝垫高，小腿稍外展，以胫骨为穿刺点	5		
	3.消毒	3		

续表

项目	内容	分值	扣分	备注
操作过程（65分）	4.正确打开骨髓穿刺包，清点和检查物品	4		总分： 评语：
	5.铺孔巾	2		
	6.麻醉：2%利多卡因局部麻醉，并在骨膜表面行多点麻醉	3		
	7.穿刺：调整穿刺针长度，绷紧穿刺点皮肤，穿刺针沿穿刺点垂直进针刺入皮肤，至骨膜后适度加力缓慢旋转进针	5		
	8.抽吸骨髓：拔出针芯，接一次性10mL注射器，吸取0.1～0.2mL骨髓液（抽吸骨髓量多于0.5mL不得分）	5		
	9.涂片：迅速将骨髓液滴于玻片上，涂片5～7张	5		
	10.留取5mL骨髓抗凝后送相应融合基因或染色体检查，再次抽取后再插入针芯（仅口述得2分）	5		
	11.拔针，按压，再次消毒，敷料覆盖，胶布固定	3		
	12.取2～3张外周血涂片写好标签一同送检（可口述）	3		
	13.第一次穿刺成功得15分，第二次穿刺成功得10分，第三次穿刺成功得5分，四次及四次以上不得分	15		
	14.为患儿复原衣物，并向家长交代观察生命体征	2		
总体评价（20分）	1.每次违反无菌原则扣分（扣至零分为止）	10		
	2.简要回答患儿穿刺过程中常见并发症并如何处理	10		

【思考题】

1. 骨髓穿刺术常见并发症有哪些？如何处理？
2. 白血病的诊断？

【本节小结】

见图 6-40。

图 6-40　小儿骨髓穿刺术思维导图

四、体格生长指标测量及判断

通过对小儿各项生长发育指标的准确测量，选用合适的评价方法，评估小儿生长发育的各项指标水平，判断小儿的健康状况，及时发现小儿生长发育有无偏离，便于早日纠正及治疗。

【学习目标】

1. 掌握小儿生长发育各项指标测量的技术。

2. 熟悉小儿生长发育的规律及各项指标的评估方法。

3. 了解小儿生长发育过程中出现的各项偏差的纠正方法。

【教学方法】

1.PPT 理论教学及视频观摩教学。

2. 在小儿模型上进行动作分解及讲解示范，在模型上练习时教师可对错误动作进行纠正和规范。模拟场景可以标准化病人或者学生扮演患儿家属，尽可能接近临床情景。

3. 分组进行训练。训练过程中可自查，互查，教师观摩检查及纠正。

【案例导入】

患儿，男，15 月龄。足月顺产，出生体重 3.25kg。饮食、睡眠正常。前来进行健康检查，室温 23℃。

要求：进行必要的体格测量（测量体重、身长、顶臀长、头围），评估并告知家长小儿的生长发育情况。

【评分标准】

见表 6-61。

6505

表 6-61　体格生长指标测量评分表

项目	内容	分值	扣分	备注
操作前准备（25分）	1.医师的准备：穿工作服，戴口罩，帽子，洗手（可口述）	5		总分： 评语：
	2.询问患儿是否排空大小便换好尿布	5		
	3.询问有无进食	5		
	4.评估周围环境，注意保暖，设定温度22～24℃	5		
	5.物品准备：儿童体重秤、量床、皮尺、记号笔	5		
操作过程（50分）	1.体重：体重秤放平、校正零点；脱去鞋袜、帽子和外衣、尿布；使患儿平躺在体重秤盘中央；注意保护患儿；读数并记录，精确到0.01kg；结果偏差不超过0.2kg（假设正常值：5.00kg）	10		
	2.胸围：小儿取卧位，小儿处于平静呼吸状态，两手自然平放或下垂；皮尺绕乳头下缘，后经肩胛下角绕胸一周；松紧以不束缚呼吸为宜（口述）；取平静呼吸时的读数或者呼、吸气时的平均数；读数并记录，精确到0.1cm，结果偏差不超过0.2cm（假设正常值：45.9cm）	10		
	3.头围：患儿取坐位或仰卧位；皮尺前过眉弓上缘，后过枕骨粗隆最高处，读数并记录，精确到0.1cm，结果偏差不超过0.2cm（正常值：42.5cm）	10		
	4.腹围：患儿取卧位，空腹时测量；儿童皮尺平脐绕腹一周，婴儿皮尺在剑突与脐连线中点绕腹一周；左右对称，松紧合适；读数并记录，精确到0.1cm，结果偏差不超过0.2cm（假设正常值：44.3cm）	10		
	5.身长：3岁以上立位测量，3岁以下卧位测量（口述）；选用量床，检查量床有无破损，刻度是否清晰；患儿脱去鞋帽，仰卧于量床正中，头顶接触到顶板，测量者位于儿童右侧用左手固定小儿膝部使双下肢伸直将量床足板向患儿足底移动，使其紧靠足底，记录头板与足板之间的距离即患儿身长；读数并记录，精确到0.1cm，结果偏差不超过0.5cm（假设正常值：64.5cm）	10		
总体评价（25分）	1.注重人文关怀，动作熟练轻柔	20		
	2.提问：根据生长曲线图如何评估患儿营养状况	5		

【思考题】

1. 体重生长偏离包括哪些方面？

2. 肥胖定义。

【本节小结】

见图 6-41。

图 6-41　儿科生长指标测量与判断思维导图

五、婴儿人工喂养

婴儿人工喂养是指婴儿不能母乳喂养的情况下用其他奶制品代替母乳来喂养。不能母乳喂养的原因常常有泌乳不足，部分是因为母亲患有急性传染病、梅毒、艾滋病等疾病或者婴儿自身有疾病如氨基酸代谢病等需要特殊的奶粉喂养。

【学习目标】

1. 掌握人工喂养中代乳品的奶量计算方法及配制方法。

2. 熟悉人工喂养中不良反应及处理方法。

3. 了解母乳喂养的优点，代乳品的适应证、优缺点。

【教学方法】

1.PPT 理论教学及视频观摩教学。

2. 教师现场进行动作分解及讲解示范，学生练习时教师可对错误动作进行纠正和规范。

3. 分组进行训练。训练过程中可自查，互查，教师观摩检查。

【案例导入】

患儿，4 月龄，母亲患有急性乳腺炎，暂时不能哺乳，建议人工喂养，目前体重 6kg。

每次需要多少配方奶粉和水？相当于多少勺奶粉？

【评分标准】

见表 6-62。

6506

表 6-62　婴儿喂养评分卡

项目	内容	分值	扣分	备注
操作前准备（20分）	1.和家属沟通需要人工喂养的原因，注意沟通语气	10		
	2.洗手，主操作者根据总热量或总液体量，计算出总奶量和每次喂养量；助手清理桌面，选择合适的奶粉（查看奶粉的种类、热卡量、冲调水温、开罐日期、生产日期），准备冲泡的热水及干净的奶瓶等	10		
操作过程（50分）	3.主操作者再次洗手，先在量杯中加水，再加入奶粉，搅拌均匀后倒入奶瓶（注意量勺的大小、取奶粉的手法）	10		
	4.摇匀不可倒置，摘下奶瓶盖，倒置看滴数，滴至腕部试温，口述奶温适宜，滴数合适，奶嘴孔径大小合适	10		总分： 评语：
	5.喂哺婴儿，口述婴儿吃奶情况及奶量	10		
	6.根据题卡口述婴儿发生呛咳等情况时的应对办法	10		
	7.助手整理物品，擦拭桌面	10		
注意事项（30分）	8.全程注意手卫生，严禁碰到奶嘴	10		
	9.严禁物品掉落	10		
	10.整个操作过程手法熟练，动作流畅、温柔	10		

【思考题】

1. 婴儿喂养的禁忌证有哪些？
2. 喂养过程中发生过敏如何处理？

【本节小结】

见图 6-42。

图 6-42　婴儿人工喂养思维导图

第六节　急危重症科基本技能操作规程及评分标准

一、急危重症早期识别及处理要点（急危重症处置流程）

见下图（图 6-43～图 6-52）。

1. 呼吸心搏骤停的抢救程序

图 6-43　呼吸心搏骤停的抢救程序

2. 昏迷的抢救程序

图 6-44　昏迷的抢救程序

3. 中毒的抢救程序

图 6-45　中毒的抢救程序

4. 电击伤的抢救程序

图 6-46　电击伤的抢救程序

5. 过敏性休克的抢救程序

图 6-47　过敏性休克的抢救程序

6. 溺水的抢救程序

图 6-48　溺水的抢救程序

7. 窒息的抢救程序

图 6-49　窒息的抢救程序

8. 急性心肌梗死的抢救程序

图 6-50　急性心肌梗死的抢救程序

9. 中暑的抢救程序

图 6-51　中暑的抢救程序

10. 低血容量性休克的急救程序

图 6-52　低血容量性休克的抢救程序

二、心肺复苏术

【学习目标】

1. 掌握心肺复苏术的适应证与禁忌证。
2. 掌握心肺复苏术按压的位置、频率和深度。
3. 掌握心肺复苏术的操作方法及步骤。
4. 了解心肺复苏术的注意事项。

【案例导入】

患者，女性，55 岁。因“反复上腹痛伴胸闷 1 周，呼之不应 10 分钟”送入院，伴四肢抽搐，无发热，无外伤。既往史：有“高血压”病史 10 余年。查体：昏迷，呼之不应，双侧瞳孔等大等圆，双侧瞳孔直径4.5mm，双侧瞳孔对光反射迟钝，颈动脉搏动未及，心音及呼吸音未闻及，胸廓无起伏，神经系统查体不配合。

根据患者目前情况应行什么操作？如何操作？

6601

【评分标准】

见表6-63。

表6-63　单人成人心肺复苏术评分标准

项目	内容		分值	扣分	备注
评估环境（1分）	观察周围后诉环境安全		1		总分： 评语：
判断意识（4分）	1.拍患者双肩		2		
	2.分别对双耳呼叫、呼叫声响有效		2		
摆放体位（1分）	医生与患者体位正确		1		
胸外心脏按压（59分）	1.判断自主呼吸动作规范		1		
	2.判断时间5～10秒		1		
	3.检查循环征象方法正确		1		
	4.判断时间5～10秒		1		
	5.胸外心脏按压方法正确		4		
	6.有效按压	第一周期	10		
		第二周期	10		
		第三周期	10		
		第四周期	10		
		第五周期	10		
	7.按压时观察患者面色		1		
开放气道（3分）	1.清理口腔方法正确		1		
	2.压额抬颏方法正确		2		
人工呼吸（15分）	1.人工呼吸方法正确		4		
	2.有效呼吸	第一周期	2		
		第二周期	2		
		第三周期	2		
		第四周期	2		
		第五周期	2		
	3.观察病人胸廓起伏情况		1		
复检（4分）	1.判断大动脉搏动是否恢复		1		
	2.判断呼吸是否恢复		1		
	3.判断有无循环征象		1		
	4.判断时间5～10秒		1		

续表

项目	内容	分值	扣分	备注
总时间（3分）	1.155～160秒得3分	3		总分： 评语：
	2.161～165秒得2分			
	3.166～170秒得1分			
	4.超过170秒不得分			
	5.少于155秒，则每5秒钟扣0.5分			
提问（10分）	1.心肺复苏术的适应证和禁忌证有哪些	4		考评时，提问的问题可以变更。
	2.请描述心肺复苏术按压的部位、频率、深度	6		

【思考题】

1. 心肺复苏的适应证与禁忌证有哪些？
2. 心肺复苏术按压的部位如何定位？按压频率和深度、按压与人工呼吸的比值分别为多少？
3. 心肺复苏术最开始应该做什么？
4. 在准备胸外心脏按压前，摆正患者体位时需要注意什么？

【本节小结】

见图 6-53。

图 6-53　心肺复苏术思维导图

三、同步电复律及非同步电复律

【学习目标】

1. 掌握同步电复律及非同步电复律的适应证与禁忌证。
2. 掌握同步电复律与非同步电复律的区别。
3. 掌握同步电复律及非同步电复律的操作方法及步骤。
4. 了解同步电复律及非同步电复律的注意事项。

【案例导入】

患者，男性，41 岁，因“胸痛 2 小时”入住抢救室，入院后予心电监护、吸氧等治疗，并同时完善床边心电图检查，提示下壁急性心肌梗死，随后患者出现意识障碍、四肢抽搐，心电监护提示发生室颤。既往史：有“高血压”“糖尿病”病史 10 余年。查体：浅昏迷，呼吸急促，心音未及，血压无法测出。

根据患者目前情况应行什么操作？如何操作？

6602

【评分标准】

见表6-64、表6-65。

表6-64　同步电复律评分标准

项目	内容	分值	扣分	备注
准备质量标准（20分）	1.操作者准备：规范穿戴工作衣、戴口罩、帽子（1分），了解病史（2分），熟悉适应证与禁忌证（2分）	5		
	2.物品准备：除颤仪、导电糊、电极板、心电图走纸、干纱布；口述抢救设备如氧气、吸引器、气管插管、血压和心电监护设备、抢救药品等（缺1项扣0.5分）	5		
	3.检查及调试除颤仪 （1）检查除颤仪外观、电源、导联、电极、心电图走纸等（1分） （2）单相波机器：选择100J的能量行充电处理后，分别进行单块电极放电打开“同步”键放电测试，均为不放电；关闭“同步”键转为非同步以进行2块电极板同时放电，此时其能放电；机器走纸显示“100J TEST PASSED”（2分） （3）双相波机器：拔下电源，按住“条图”键后开机旋至“手动通”挡，等待屏幕显示自检，根据指示按“充电、放电”键，查看打印纸，勾选清单并签名（1分） （4）拔下电源，开机旋至“手动通”，选择“Paddles”导联：将电极片置于两手中并检查QRS波形态，再插回电极片（1分）	5		
	4.患者准备 （1）核对患者姓名、住院号等信息（1分） （2）签署知情同意书，告知操作中的患者配合及注意事项（1分） （3）建立静脉通路，血压、血氧饱和度监护并评估生命体征（1分） （4）患者卧于硬板床上，避免接触床上任何金属部分，充分暴露胸壁，贴电极片，选择监护导联，病情允许时做12导联心电图以备对照（1分） （5）对于清醒患者予以镇静镇痛，请患者倒数至进入朦胧状态，睫毛反射消失（1分）	5		总分： 评语：
操作质量标准（70分）	1.开启除颤仪并选择同步模式 （1）旋钮1转至“手动通”（5分） （2）打开同步开关，确认为同步模式状态（5分）	10		
	2.选择合适的能量（根据题干选择能量，并口述上述4种情况，每项2.5分） （1）房扑、室上速选用50～100J（2.5分） （2）房颤：双相波机器选用120～200J，单相波选用200J（2.5分） （3）单形性室速选用100J（2.5分） （4）多形性室速按除颤能量而定（非同步）（2.5分）	10		
	3.涂导电糊并正确放置电极板 （1）在2块电极板上涂抹“C”形或“O”形导电糊，分别将其安置于胸骨右缘和心尖区并抹匀（5分） （2）左手持胸骨板与胸骨平行置于胸骨右缘锁骨下，右手持心尖板与胸骨垂直放于左侧乳头外侧（5分）	10		
	4.电极板充电 （1）安置好电极板位置后，一手拇指按单块电极板侧面的黄色按钮进行充电（5分） （2）等待屏幕上跳动的数字静止即为充电完成（5分）	10		
	5.清场并实施放电 （1）确定无人直接接触患者或床，移开接氧气的呼吸球囊（2.5分） （2）环顾四周并大声清场（2.5分） （3）使电极板与皮肤紧密接触，并施加一定的力量（2.5分） （4）同时按下2块电极板的红色“放电”键进行放电，等待放电完成后再移除电极板（2.5分）	10		

续表

项目	内容	分值	扣分	备注
操作质量标准（70分）	6.复律后评估 （1）评估电复律是否成功，未转复者可逐渐递加能量进行再次复律，观察病情变化（3分） （2）持续监测心率、血压、血氧饱和度等生命体征的变化直至病情稳定（3分） （3）处理复律后并发症：如患者转为无脉性，应立即按心搏骤停抢救流程开始CPR，必要时进行非同步除颤（4分）	10		总分： 评语：
	7.复律成功后，记录电复律情况（4分）	4		
	8.妥善安置患者，擦拭其身上导电糊，注意患者保暖（3分）	3		
	9.处理电极板，擦干净电极板上的导电糊并做好归位（3分）	3		
总体评价（10分）	1.操作过程中评估，动作熟练、流畅，整个操作过程体现出人文关怀（5分）	5		
	2.该项操作的适应证（2分）、禁忌证（3分）	5		

表6-65　非同步电复律评分标准

项目	内容	分值	扣分	备注
准备质量标准（15分）	1.操作者准备：规范穿戴工作衣、戴口罩、帽子（1分），开始准备阶段同时让他人进行心脏按压（2分）	3		总分： 评语：
	2.物品准备：除颤仪、导电糊、电极板（4片）、心电图走纸、干纱布2块（2分），检查机器放置是否恰当（置于患者头部）（1分）	3		
	3.除颤仪调试：拔下电源，检查机器外观、电源、导联、电极、打印纸等（3分）（单相波、双相波机器二选一） （1）单相波机器：选择100J的能量行充电处理后，分别进行单块电极放电，打开“同步”键放电测试，均为不放电；关闭“同步”键转为非同步以进行2块电极板同时放电，此时其能放电；机器走纸显示“100J TEST PASSED”（3分） （2）双相波机器：按住“条图”键后开机旋至“手动通”挡，等待屏幕显示自检，根据指示按“充电、放电”键，查看打印纸，勾选清单，并签名（3分）	9		
操作质量标准（75分）	1.患者取平卧位并暴露其胸壁（5分）	5		
	2.开启除颤仪并评估节律 （1）旋钮1转至“手动通”挡并确认为非同步状态（3分） （2）选择“Paddles”导联：按导联选择开关直至出现“Paddle”模式（2分）	5		
	3.确认患者为需除颤节律：取出电极板，将2块电极板分别置于胸骨和心尖处获取心电图，再次确认为室颤或无脉性室速节律（5分）	5		
	4.准备好除颤仪前让他人继续进行心脏按压（5分）	5		
	5.选择合适的能量 （1）成人单相波选用360J，双相波可选择120～200J或默认能量200J（3分） （2）儿童首次除颤的能量选用2～4J/kg，可逐渐增加（2分）	5		
	6.涂导电糊：在2块电极板上涂抹“C”形或“O”形导电糊，分别将其安置于胸骨右缘第2肋间和心尖区并抹匀（5分）	5		
	7.电极板充电 （1）双手持电极板并将其放好位置后，一手指按单块电极板侧面的黄色按钮进行充电（3分） （2）等待屏幕上跳动的数字静止即为充电完成（2分）	5		
	8.清场并实施放电 （1）确定无人直接接触患者或床，移开接氧气的呼吸球囊（5分） （2）环顾四周并大声提醒大家离开（5分） （3）使电极板与皮肤紧密接触，并施加10kg左右的力量（5分） （4）同时按下两块电极板的红色“放电”键（5分）	20		

续表

项目	内容	分值	扣分	备注
操作质量标准（75分）	9.移开电极板，立即从胸外按压开始实施CPR： （1）继续按30：2的按压：通气比值进行5个循环的CPR，并确保高质量的CPR操作（3分） （2）有两人在场时，另一人可接上心电监护模拟导联（2分）	5		总分： 评语：
	10.2分钟后再次评估：检查心电图节律或使用“Paddle”功能查看节律与触摸颈动脉（3分），如未改变则再次除颤，除颤后立即进行5个循环的CPR（2分）	5		
	11.除颤成功后，妥善安置患者，擦拭其身上导电糊，注意患者保暖；继续进行心电监护，观察生命体征（5分）	5		
	12.处理电极板，清除导电糊并归位（5分）	5		
总体评价（10分）	1.综合判定是否操作规范、态度认真和动作熟练等情况（5分）	5		
	2.非同步电复律的适应证和禁忌证有哪些（5分）	5		

【思考题】

1. 电复律的适应证与禁忌证有哪些？
2. 电复律后可能会出现哪些心律失常？应如何处理？
3. 电复律后出现皮肤灼伤应该如何处理？
4. 电复律时电极板应该如何放置？

【本节小结】

同步电复律小结（图6-54）。

图6-54　同步电复律思维导图

非同步电复律小结（图6-55）。

图6-55　非同步电复律思维导图

四、环甲膜穿刺术

【学习目标】

1. 掌握环甲膜穿刺术的适应证与禁忌证。

2. 掌握环甲膜穿刺术穿刺点的选择。
3. 训练掌握环甲膜穿刺术的操作方法及步骤。
4. 了解环甲膜穿刺术的注意事项。

6603

【评分标准】

见表 6-66。

表 6-66 环甲膜穿刺术评分标准

项目	内容		分值	扣分	备注
准备质量标准（7分）	1. 仪表端庄，态度和蔼（1分）		1		总分： 评语：
	2. 评估患者咽喉部异物阻塞、意识、呼吸、脉搏、血压等（2分）		2		
	3. 穿操作衣、戴帽子、口罩，符合规范（2分）		2		
	4.常规消毒，戴无菌手套，铺巾，检查气囊是否漏气（2分）		2		
操作质量标准（73分）	1. 患者体位	体位：协助患者取仰卧位（2分）	2		
	2. 穿刺部位	①穿刺点定位：环状软骨与甲状软骨之间正中处（2分） ②环甲膜处做一2cm横切口（2分） ③以一手食指和中指固定环甲膜两侧皮肤，另一只手持穿刺套装自环甲膜处垂直刺入（3分）	7		
	3. 操作步骤	（1）常规消毒（2分），戴无菌手套（2分），铺巾（2分），检查气囊是否漏气（2分）	8		
		（2）环甲膜处做一2cm横切口（8分）	8		
		（3）以一手示指和中指固定环甲膜两侧皮肤（6分），另一只手持穿刺套装自环甲膜处垂直刺入（6分）	12		
		（4）观察穿刺部位皮肤有无出血（2分），如出血较多，注意止血，避免血液流入气管内（2分）	4		
		（5）插入穿刺套装（2分），直至针座接口处的指示信号消失（2分）	4		
		（6）继续推进套装（2分），直至针座接口处的指示信号再次出现（2分）	4		
		（7）倾斜套装尾部，向气管内推入1~2cm（2分），移除穿刺针（2分）	4		
		（8）保持扩张器固定，同时将环甲膜切开插管与扩张器分离（3分），并将插管完全推入气管（2分）	5		
		（9）插管完全插入后移除固定器，并向插管套囊内注入空气（3分）	3		
		（10）根据穿刺目的进行其他操作：外接氧气源进行人工通气（6分）或导入支气管留置药管等（6分）	12		
总体评价（20分）	1. 综合判定是否操作规范、态度认真和语言流利等情况（6分）		6		考评时，提问的问题可以变更
	2. 提问： （1）环甲膜穿刺的目的、意义（7分） （2）术前、术中、术后注意事项（7分）		14		

【思考题】

1. 环甲膜穿刺术的适应证与禁忌证有哪些？
2. 环甲膜穿刺术穿刺过程中出现何反应？应如何处理？
3. 环甲膜穿刺术的并发症有哪些？如何处理？
4. 环甲膜穿刺术的注意事项有哪些？

【本节小结】

见图 6-56。

图 6-56　环甲膜穿刺术思维导图

五、气管插管术及气道管理

【学习目标】

1. 掌握气管插管术的适应证与禁忌证。
2. 掌握开放气道的基本手法。
3. 熟悉气管插管术的操作方法及步骤。
4. 了解气管插管术的注意事项。

【案例导入】

患者，男性，84 岁。因“反复胸闷、气急 10 余年，再发伴加重 1 天”就诊，伴发热，咳嗽，咳黄痰，无咯血。吸烟 50 余年，平均 20 支 / 日，吸烟指数 800 年 / 支，未戒烟。既往史：“慢阻肺”病史 20 余年，未坚持系统诊治。查体：T：38.9℃，心率：135 次 / 分，血压：85/47mmHg，呼吸：30 次 / 分，SPO_2：72%。嗜睡，呼吸浅快，口唇发绀，喉间痰鸣音明显，胸廓饱满，呼吸运动减弱肋间隙增宽，双肺闻及干湿啰音。

根据患者目前情况应行什么操作以协助诊断？如何操作？

【评分标准】

见表 6-67。

6604

表 6-67　气管插管术评分标准

项目	内容	分值	扣分	备注
准备质量标准（15分）	1.洗手，戴帽子、口罩，签署知情同意书（2分） 2.核对患者身份，评估患者状态，判断是否存在困难插管可性（口述完成）（3分）	5		总分： 评语：
	3.根据患者情况选择气管导管（2分），并检查气囊通畅，无漏气（1分），准备喉镜，选择镜片，检查灯光（2分）	5		
	4.其他：手套、吸痰器、球囊面罩、气插导芯、注射器、胶布、牙垫、听诊器（缺1项扣0.5分）	5		
操作质量标准（65分）	1.将患者仰卧，头后仰，颈上抬，使口、咽部和气管成一直线以便直视插管（5分），球囊/面罩给氧（口述通气2分钟）（5分）	10		

续表

项目	内容	分值	扣分	备注
操作质量标准（65分）	2.右手拇指推开患者下唇和下颌，食指抵住门齿（5分），必要时使用开口器清除呼吸道内异物（5分）	10		
	3.左手持喉镜沿右侧口角进入口腔，压住舌背，显露悬雍垂（5分）慢推镜片达舌根，见到会厌，上提镜片显露声门（5分）	10		
	4.气管导管沿喉镜压舌板凹槽放入（5分），到声门时轻旋导管进入气管，同时取出导芯，把气管导管轻轻送入，注意插管深度（5分），安置牙垫，拔出喉镜（5分）（置入导芯超过管尖扣5分，各类插管失败不得分，再次插管未先通气扣5分）	15		总分： 评语：
	5.先向导管前端气囊内充气3～5mL（5分），再用简易人工呼吸器压入气体，观察胸廓起伏情况（5分），并且用听诊器听双肺呼吸音有无对称，以确定导管已在气管内（5分）（未发现插入气管并固定，不得分）	15		
	6.胶布固定气管导管与牙垫（5分）	5		
总体评价（20分）	1.操作过程整体熟练程度（10分）	10		
	2.插管的适应证（5分）和禁忌证（5分）	10		

【思考题】

1. 气管插管术的适应证与禁忌证有哪些？
2. 气管插管失败该如何处理？
3. 气管插管前该如何开放气道？
4. 用呼吸球囊快速输送高潮气量会产生什么后果？该如何避免？

【本节小结】

见图 6-57。

图 6-57　气管插管术思维导图

六、常见创伤急救与开放性创伤处理技术

【学习目标】

掌握创伤急救四大技术（止血、包扎、固定、搬运）具体操作。

【评分标准】

见表 6-68。

6605

表 6-68　创伤急救与开放性创伤处理技术评分标准

项目	内容		分值	扣分	备注
准备质量标准（7分）	1.仪表端庄、衣帽整齐（1分）		1		总分： 评语：
	2.准备物品：担架及约束带（1分）；急救箱（1分）（无菌纱布、绷带、三角巾、棉垫）		2		
	3.操作流程开始前应观察现场环境是否安全（1分），有明确的查体过程（1分）		2		
	4.常规消毒，戴无菌手套，铺巾（1分），检查气囊是否漏气（1分）		2		
操作质量标准（73分）	1.止血：以右前臂绷带加压包扎止血为例，采用螺旋形包扎法	（1）指压止血（肱动脉压迫止血法）（2分） （2）用无菌纱布压迫出血伤口，取纱布及覆盖伤口时应遵守无菌原则（2分） （3）用绷带加压包扎，压力均匀，范围超出伤口3cm，抬高患肢（3分）	7		
	2.包扎：以头顶皮肤裂伤为例，采用三角巾帽式包扎法	（1）无菌纱布覆盖伤口，取纱布及覆盖伤口时应遵守无菌原则（4分） （2）三角巾底边中点应置于额部正中（4分），底缘应于眉弓上（4分），顶角经头顶加压拉至枕部（4分） （3）两底角在枕骨结节下方交叉后回到额部打结（4分） （4）拉紧顶角并反折塞在枕部交叉处（8分） （5）三角巾包扎后整体松紧适宜（4分）	32		
	3.骨折固定：以右股骨骨闭合性骨折固定为例	（1）将脚踝关节用八字法固定（关节处放棉垫）（4分） （2）三角巾底边中点应置于额部正中，底缘应于眉弓上，顶角经头顶加压拉至枕部（4分） （3）两底角在枕骨结节下方交叉后回到额部打结（4分） （4）拉紧顶角并反折塞在枕部交叉处（3分） （5）三角巾包扎后整体松紧适宜（4分） （6）固定后检查伤肢末端的血液循环及感觉情况（2分） （7）固定后整体松紧适宜（2分）	23		
	4.搬运	（1）将担架放在伤员身下，放置担架时应保持脊柱无扭转（4分） （2）用约束带固定（2分） （3）安全搬运，患者头部方向正确，应看到患者面部（2分） （4）清理现场物品无遗漏（3分）	11		
总体评价（20分）	1.操作熟练，沉着冷静，手法正确（1分） 2.程序符合要求，连贯性强（1分） 3.体贴患者，操作动作轻柔、准确、避免造成损伤（1分） 4.无菌操作时符合无菌操作原则（1分） 5.动作准确流畅，无重复；口令清楚（2分）		6		四项技术依次操作，应在12分钟内完成
	6.提问： （1）创伤急救处理的原则（7分） （2）创伤急救院前、院内注意事项（7分）		14		

【思考题】

1. 创伤急救处理的原则是什么？
2. 创伤急救院前、院内注意事项是什么？

【本节小结】

见图 6-58。

图 6-58 创伤急救思维导图

七、中毒抢救

【学习目标】

熟悉并掌握中毒的抢救流程、综合性治疗。

【评分标准】

见表 6-69。

6606

表 6-69 中毒抢救评分标准

项目	内容		分值	扣分	备注
准备标准（15分）	1.洗手、戴帽子、口罩，符合规范（2分）		2		
	2.评估患者意识、呼吸、脉搏、血压等（2分），评估口腔黏膜情况取下活动义齿（2分）		4		
	3.监测、稳定患者的生命体征：保持气道通畅，建立静脉通道（2分），再次核对患者床号、姓名并签署知情同意书（2分）		4		
	4.治疗车、治疗盘、全自动洗胃机、洗胃桶、污物桶、洗胃连接管三根、洗胃包（弯盘、纱布、镊次性洗胃管、量杯内盛洗胃液）、“L”形漱口壶、弯盘、治疗巾、止血钳、20ml注射器、液体石蜡、水温计、压舌板、开口器、听诊器、手电筒、洗手液、手套、试管、医嘱本、记录本、医用及生活垃圾桶（缺1项扣0.5分）		5		
操作质量标准（65分）	1.患者体位	患者取半卧位，中毒较重者取左侧卧位（3分）	3		总分： 评语：
	2.口述	（1）清除未吸收的毒物（2分） （2）经消化道中毒的患者，给予及时洗胃（2分） （3）经皮肤中毒患者及时清洗皮肤、毛发，更换衣物（3分）	7		
	3.操作步骤	（1）选择洗胃方式，清醒者口服催吐（2分），昏迷及不合作的患者机器洗胃者（此患者为昏迷）（2分）	4		
		（2）接通电源，检查机器是否正常运转，将配制好的胃灌洗液放入塑料桶内，将三根橡皮管分别和机器的药管、胃管和污水管口连接，调节药液流速备用（2分）。口述：洗胃液的种类、温度、剂量（2分）	4		
		（3）患者中毒较重者取左侧卧位（2分）	2		
		（4）颌下铺治疗巾（2分），弯盘放于患者口角旁（2分）	4		
		（5）打开洗胃包，戴手套，检查洗胃管是否通畅（2分），润洗胃管前端（2分）测量洗胃管插入的长度，并做标记（4分）	8		
		（6）插入洗胃管：用止血钳夹住洗胃管的末端进行插管，当洗胃管插入10～15cm（咽部）时，嘱患者做吞咽动作，轻轻将洗胃管推进（4分），如患者呈昏迷状态，则应轻轻抬起其头部，使咽喉部弧度增大，轻柔快速的把洗胃管插入4cm（在插入洗胃管过程中，如遇患者剧烈呛咳、呼吸困难、面色发绀，应立即拔出洗胃管，休息片刻后再插，避免误入气管）（4分）	8		
		（7）验证洗胃管在胃内后固定（2分）	2		

续表

项目	内容		分值	扣分	备注
操作质量标准（65分）	3.操作步骤	（8）洗胃管的另一端与相应的橡胶管连接（2分）	2		总分： 评语：
		（9）抽吸胃液：按“手吸”键吸出胃内容物，必要时送检（2分）	2		
		（10）反复洗胃，按“自动”键，反复冲洗直至洗出的液体澄清无味（2分），再按“停机”键，机器停止工作（2分）	4		
		（11）洗胃完毕，断开洗胃管，反折末端，揭去固定的胶布（4分）	4		
		（12）拔管：嘱患者屏气（2分），迅速拔出胃管（2分）	4		
		（13）协助患者漱口，清洁面部，必要时更衣，嘱其卧床休息（3分）	3		
		（14）整理床单元，清理用物，清洗机器（2分）	2		
		（15）洗手、记录灌洗液名称、量（1分）；洗出液的颜色、气味、性质、量，患者的反应（1分）	2		
总体评价（20分）	1. 综合判定是否操作规范、态度认真和语言流利等情况（6分）		6		考评时，提问的问题可以变更
	2. 提问： （1）口述特异性解毒治疗主要依据是什么（7分） （2）中毒抢救处理的注意事项有哪些（7分）		14		

【思考题】

1. 特异性解毒治疗主要依据是什么？
2. 中毒抢救处理的注意事项有哪些？

【本节小结】

见图 6-59。

图 6-59　中毒抢救－洗胃思维导图

八、急救止血（含开放性伤口止血包扎术）

【学习目标】

熟悉并掌握各类包扎止血法。

【评分标准】

见表 6-70—表 6-73。

6607

表 6-70 开放性伤口包扎止血技术－无骨折评分标准

项目		内容	分值	扣分	备注
准备质量标准（10分）		1.穿操作衣、戴帽子、口罩，符合规范（2分）	2		总分： 评语：
		2.评估患者意识状态，告知患者配合处理（2分）	2		
		3.患肢动脉搏动、感觉及运动功能（2分）	2		
		4.物品准备：夹板，衬垫，绷带，担架，250mL生理盐水，双氧水、络合碘、输液器，胶布，湿化瓶，无菌敷料（纱布和棉垫）、止血带（4分）	4		
操作质量标准（78分）	查体	1.迅速对患者进行重点的体查（2分），边体查边汇报体查结果（2分）	4		
		2.意识情况（4分）	4		
		3.生命体征情况（4分）	4		
		4.头颈部：有无头痛、恶心、呕吐，瞳孔等大等圆，对光反射是否灵敏（3分）；耳，口，鼻无渗血渗液，眶周乳突周围无青紫，颈椎有无压痛、活动情况（3分）	6		
		5.胸腹部：有无压痛、有无反常呼吸，胸廓挤压征情况，听诊心肺情况（3分）	3		
		6.骨盆：会阴部有无淤血青紫，骨盆挤压及分离征情况，如果骨盆挤压试验阳性，禁忌再行骨盆分离试验（3分）	3		
		7.四肢情况；右侧胫腓骨开放性骨折伴血管损伤，足背动脉搏动无法扪及，其余肢体无畸形肿胀及明显异常，末梢感觉血运情况可（4分）	4		
	处理	1.一般处理：建立静脉通道（4分）（不能在患肢建立）、吸氧（2分）	6		
		2.使用止血带：绑在右下肢上1/3（2分），绑前用衬垫保护（2分），压力500mmHg（2分），注明时间（2分），每隔45～60分钟放松止血带一次（3分），时间为3～5分钟（3分）	14		
		3.初步清创：生理盐水清洁创口周围皮肤（3分），分别用生理盐水、双氧水、络合碘清洗伤口（6分），去除较大的异物及血凝块（3分），无菌敷料覆盖（3分），绷带包扎，松紧合适（5分）	20		
	评估	询问患者感受，未诉不适，止血带松紧合适，患者末梢血运感觉良好，夹板松紧合适（上下活动各为1cm）（5分）	5		
	转运	按脊柱损伤搬运的原则将患者转移至脊柱板上，转移至医院进行紧急进一步处理（清创复位内固定术TAT）（5分）	5		
总体评价（12分）		1.综合判定是否操作规范（2分）、态度认真（1分）和语言流利（1分）等情况	4		考评时，提问的问题可以变更
		2.提问： （1）开放性伤口包扎止血技术（无骨折）注意事项有哪些？（4分） （2）开放性伤口包扎止血技术如何初步清创处理？（4分）	8		

表 6-71 开放性伤口包扎止血术（有骨折）评分标准

项目	内容	分值	扣分	备注
准备质量标准（10分）	1.穿操作衣、戴帽子、口罩，符合规范（2分）	2		总分： 评语：
	2.评估患者意识状态，告知患者配合处理（3分）	3		
	3.患肢动脉搏动、感觉及运动功能（3分）	3		
	3.物品准备：夹板，衬垫，绷带，担架，250mL生理盐水，双氧水、络合碘、输液器，胶布，湿化瓶，无菌敷料（纱布和棉垫）、止血带（每缺1项扣0.5分）	2		

续表

项目		内容	分值	扣分	备注
操作质量标准（78分）	1.查体	（1）迅速对患者进行重点的体查，边体查边汇报体查结果（2分）	2		总分： 评语：
		（2）意识情况（3分）	3		
		（3）生命体征情况（3分）	3		
		（4）头颈部：有无头痛、恶心，吐，瞳孔等大等圆，对光反射是否灵敏（2分）；耳，口，鼻无渗血渗液，眶周乳突周围无青紫，颈椎有无压痛、活动情况（3分）	5		
		（5）胸腹部：有无压痛、有无反常呼吸（1分），胸廓挤压征情况（2分），听诊心肺情况（2分）	5		
		（6）骨盆：会阴部有无淤血青紫（2分），骨盆挤压及分离征情况（2分），如果骨盆挤压试验阳性，禁忌再行骨盆分离试验（1分）	5		
		（7）四肢情况：右侧胫腓骨开放性骨折伴血管损伤（2分），足背动脉搏动无法扪及（2分），其余肢体无畸形肿胀及明显异常，末梢感觉血运情况可（1分）	5		
	2.处理	（1）一般处理：建立静脉通道（1分）（不能在患肢建立）、吸氧（1分）	2		
		（2）上止血带：绑在右下肢上1/3（2分），绑前用衬垫保护（2分），压力500mmHg（2分），注明时间（2分），每隔5～60分钟放松止血带一次（2分），时间为3～5分钟（2分）	12		
		（3）初步清创：生理盐水清洁创口周围皮肤（3分），分别用生理盐水、双氧水、络合碘清洗伤口（4分），去除较大的异物及血凝块（2分），无菌敷料覆盖（2分），绷带包扎，松紧合适（3分）	14		
		（4）夹板固定：两块长度由大腿中段到脚跟的木板加垫后（2分），置于小腿内外侧（若用一块，置于外侧）（2分），关节骨突部位处置棉垫软物（2分），用绷带分段包扎（2分），依次固定大腿中段、膝关节、踝关节并使踝关节位于功能位（小腿与脚掌呈垂直）（2分），绷带过踝关节使用8字固定（2分）	12		
	3.评估	询问患者感受，未诉不适（2分），止血带松紧合适，患者末梢血运感觉良好（2分），夹板松紧合适（上下活动各为1cm）（1分）	5		
	4.转运	按脊柱损伤搬运的原则将患者转移至脊柱板上（3分），转移至医院进行紧急进一步处理（清创复位内固定术TAT）（2分）	5		
总体评价（12分）		1. 综合判定是否操作规范（2分）、态度认真（1分）和语言流利等情况（1分）	4		考评时，提问的问题可以变更
		2. 提问： （1）开放性伤口包扎止血技术（有骨折）夹板固定步骤是什么（4分） （2）开放性伤口包扎止血术-上止血带步骤是什么（4分）	8		

表6-72　肢体止血包扎技术评分标准

项目	内容	分值	扣分	备注
准备质量标准（10分）	1. 穿操作衣、戴帽子、口罩，符合规范（1分）	1		总分： 评语：
	2. 评估患肢动脉搏动（3分）、感觉（3分）及运动功能（3分）	9		
操作质量标准（70分）	1. 上肢上臂皮肤裂伤出血：纱布块压迫伤口（3分），抬高患肢，使伤口高于患者心脏（3分），用绷带螺旋加压包扎伤口（4分）	10		

续表

项目	内容	分值	扣分	备注
操作质量标准（70分）	2.加压绕肢体环形缠绕4～5层（3分），每圈盖住前一圈，绷带缠绕范围要超出敷料边缘（4分），用胶布粘贴固定（3分）	10		总分： 评语：
	3.检查桡动脉搏动（5分）及末梢皮温（5分）	10		
	4.下肢小腿皮肤裂伤出血：纱布块压迫伤口（3分），抬高患肢，使伤口高于患者心脏（3分），用绷带环形加压包扎伤口（4分）	10		
	5.绷带螺旋反折包扎，反折处不可位于伤口上（4分），绷带缠绕范围要超出敷料边缘（3分），用胶布粘贴固定（3分）	10		
	6.检查足背动脉搏动（5分）及末梢皮温（5分）	10		
	7.操作过程注意人文关怀（3分），操作熟练（4分），动作流畅（3分）	10		
总体评价（20分）	1. 综合判定是否操作规范（2分）、态度认真（2分）和语言流利等情况（2分）	6		考评时，提问的问题可以变更
	2. 提问： （1）肢体止血包扎的目的、注意事项有哪些（7分） （2）肢体止血包扎的适应证和禁忌证有哪些（7分）	14		

表6-73　充气式止血带止血技术评分标准

项目	操作要求	分值	扣分	备注
准备质量标准（7分）	1.工作衣、帽、鞋穿戴整齐，符合规范（2分）	2		总分： 评语：
	2.检查止血仪（3分）	3		
	3.迅速备齐用物，放置合理（2分）	2		
操作质量标准（60分）	1.确认有效医嘱（2分）	2		
	2.核对姓名，向患者解释，保护好患者隐私（2分）	2		
	3.连接电源，打开电源开关，打开启动开关（2分）	2		
	4.戴好手套，根据患者情况做好相应防护（2分）	2		
	5.评估患者局部皮肤（2分）和出血情况（2分）	4		
	6.选择合适的袖带（2分），将止血带延长管与主机连接（2分）	4		
	7.选择合适位置（5分），垫上平整的衬垫，防止扎止血带处皮肤受损（4分）	9		
	8.袖带平整地包缠在套好衬垫的肢体上（4分）	4		
	9.根据需要设定合适压力值（4分），以止血为目的适当调整范围（3分）	7		
	10.根据受伤部位设定压力持续时间（4分）	4		
	11.按“充气”键，根据语音提示再按一次，开始充气至设定压力（6分）	6		
	12.观察主机界面显示的实际工作压力以及工作时间（3分），观察肢体出血情况以及患者反应（3分）	6		
	13.确认并记录开始使用止血带时间（4分）	4		
	14.设定时间到后，仪器自动放气或者手动按放气键，根据语音提示再按一次确认放气（2分）	2		
	15.取下止血袖带，关闭启动按键，关闭电源开关（2分）	2		

续表

项目	操作要求	分值	扣分	备注
总体评价（33分）	1.整理用物，妥善安置患者，做好记录（3分）	3		
	2.现场提问3个问题 （1）充气式止血带适用的部位有哪些（10分） （2）充气式止血带使用的时间有什么具体要求（10分） （3）如何判断充气式止血带的松紧度（10分）	30		

【思考题】

1. 开放性伤口包扎止血技术（无骨折）注意事项有哪些？
2. 开放性伤口包扎止血技术如何初步清创处理？
3. 开放性伤口包扎止血技术（有骨折）夹板固定步骤是什么？
4. 开放性伤口包扎止血术－上止血带步骤是什么？
5. 肢体止血包扎的目的、注意事项有哪些？
6. 肢体止血包扎的适应证和禁忌证有哪些？
7. 充气式止血带止血时的一般压力设定为多少？
8. 充气式止血带止血的适应证与禁忌证有哪些？

【本节小结】

见图 6-60。

图 6-60　急救止血思维导图

九、静脉切开术

【学习目标】

1. 了解常见静脉切开术的位置。
2. 熟悉静脉切开术的适应证和禁忌证。
3. 掌握静脉切开术的流程及注意事项。

【评分标准】

见表 6-74。

6608

表6-74 静脉切开术评分标准

项目	内容		分值	扣分	备注
准备质量标准（10分）	1.医师准备：穿工作服，戴口罩、帽子，洗手（可口述），备床帘（屏风）、无影灯（1分）		1		总分： 评语：
	2.核对床号、姓名（2分）		2		
	3.了解药物过敏史，知情同意并签字（2分）		2		
	4.评估局部皮肤和静脉情况，无明显禁忌证（2分）		2		
	5.用物准备：静脉切开包、络合碘、生理盐水、局麻药物，无菌手套、胶布、5mL注射器、一次性输液器、导管（头皮钢针）、刀片、缝线等，检查包装是否完好，是否在有效期内（3分）		3		
操作质量标准（70分）	1.患者体位	选择合适肢体（2分），患者取仰卧位，下肢稍外旋外展，充分暴露（2分）	4		
	2.切口选择	于内踝前上方大隐静脉处，作一与静脉平行或垂直、长1.5～2cm的标记（3分）	3		
	3.口述	（1）核对液体、消毒瓶口并插上输液器（1分） （2）输液器调速器已关闭（1分） （3）取静脉切开包，检查包的有效期（1分） （4）打开包的外层3/4（1分） （5）戴手套+打开包的外层1/4及内层（1分） （6）检查灭菌指示卡，清点物品（1分） （7）检查导管通畅性，导管内充满液体并连接好注射器（1分）	7		
	4.操作步骤	（1）消毒顺序：以穿刺点为圆心，由内向外，消毒范围：直径15cm以上（2分）	2		
		（2）消毒三次，每次范围小于前一次，最后一次消毒大于孔巾直径消毒不留空隙（2分）	2		
		（3）铺孔巾，核对麻醉药，正确开启（2分）	2		
		（4）先行皮丘注射，再沿切口逐层浸润麻醉，边进针边回抽及推药（2分）	2		
		（5）选择圆刀片，切开1.5～2cm长切口，切开动作规范，有立、斜、拉、提，注意止血（4分）	4		
		（6）双人配合用止血钳分离皮下组织，找到静脉（即颜色较深、管径较粗的血管）并分离（2分）	2		
		（7）以止血钳钳头伸入静脉后侧，将其挑起（2分）	2		
		（8）自静脉后侧引过两根1号丝线，远心端结扎，近心端打一单结，暂不结扎（4分）	4		
		（9）向足侧牵引已结扎的丝线将静脉提起（4分）	4		
		（10）眼科剪斜行（2分）剪开血管前壁，占周径1/3～1/2（2分）	4		
		（11）将导管向近心侧插入血管4～5cm（4分）	4		
		（12）回抽有血，注入少量生理盐水（4分）	4		
		（13）结扎近心端，再次回抽有血，注入少量生理盐水（2分）	2		
		（14）剪去近、远端丝线（靠、滑、斜、剪），结扎线头留短（4分）	4		
		（15）消毒皮肤切口，选择三角针、1号丝线，全层间断缝合皮肤及皮下组织（2分）	2		
		（16）远心端缝线结扎固定导管（2分）	2		
		（17）挤出皮下积血、对合皮肤、再次消毒（2分）	2		
		（18）“Y”字形纱布覆盖（2分）	2		
		（19）回抽有血，注入少量生理盐水，挂输液瓶、排气、确认输液管道中无气泡（2分）	2		

续表

项目	内容		分值	扣分	备注
操作质量标准（70分）	4.操作步骤	（20）连接输液管接头与导管，防止空气进入血管，注意观察是否通畅或渗漏（2分）	2		总分： 评语：
		（21）胶布固定，调节滴速适宜，复原患者衣物，再次清点物品，整理用物、垃圾分类处理，洗手（可口述）记录（2分）	2		
总体评价（20分）	1.综合判定是否操作规范（2分）、态度认真（2分）和语言流利（2分）等情况		6		考评时，提问的问题可以变更
	2.提问： （1）静脉切开术的适应证有哪些（7分） （2）静脉切开术的注意事项有哪些（7分）		14		

【思考题】

1.静脉切开术的适应证有哪些？

2.静脉切开术的注意事项有哪些？

【本节小结】

见图6-61。

图6-61 静脉切开术思维导图

十、破伤风急救

【学习目标】

了解破伤风的免疫机制，熟悉并掌握选择合适的治疗方法。

【评分标准】

见表6-75。

6609

表6-75 破伤风急救评分标准

项目	内容	分值	扣分	备注
准备质量标准（10分）	1.隔离衣，模拟药物（破伤风抗毒素、地西泮、利多卡因），清创包，过氧化氢溶液，络合碘，棉球和纱布，分类垃圾袋（5分） 2.了解药物过敏史，知情同意并签字（5分）	10		总分： 评语：
操作质量标准（70分）	1.清除毒素来源：及时彻底清创，局部可用3%过氧化氢溶液冲洗（10分）	10		
	2.中和游离毒素：应尽早使用（5分）	5		
	（1）TAT 10000～60000U肌内注射或静脉滴注5000～10000U（5分） （2）伤口周围使用破伤风人体免疫球蛋白3000～6000U肌内注射（5分）	10		

续表

项目	内容	分值	扣分	备注
操作质量标准（70分）	3.控制和解除痉挛： （1）轻症患者，用10%水合氯醛保留灌肠，每次20～40mL，苯巴比妥钠肌内注射，每次0.1～0.2g，地西泮10～20mg肌内注射或静脉滴注，一般每日一次（5分） （2）重症患者，用氯丙嗪或冬眠二号（由氯丙嗪、异丙嗪各50mg，哌替啶100mg及5%葡萄糖溶液250mL组成）静脉缓慢滴入（5分） （3）痉挛发作频繁不易控制者，可用2.5%硫喷妥钠缓慢静脉注射，每次0.25～0.5g（5分）	15		总分： 评语：
	4.处理伤口：充分清创，用过氧化氢和高锰酸钾液冲洗，保持伤口开放（5分）	5		
	5.防止其他感染：青霉素1000万～4000万U/d，分次静脉滴注（5分）	5		
	6.防治并发症：注意补充水、电解质并加强营养（5分），保持呼吸道通畅。大剂量青霉素可抑制破伤风杆菌和预防其他感染（5分）	10		
	7.必要时气管切开（5分）	5		
	8.维持营养，加强护理（5分）	5		
总体评价（20分）	1.综合判定是否操作规范（2分）、态度认真（2分）和语言流利（2分）等情况	6		考评时，提问的问题可以变更
	2.提问： （1）破伤风急救的适应证有哪些（7分） （2）破伤风急救的注意事项有哪些（7分）	14		

【思考题】

1. 破伤风急救的适应证有哪些？
2. 破伤风急救的注意事项有哪些？

【本节小结】

见图6-62。

图6-62 破伤风急救思维导图

十一、烧烫伤及动物抓咬伤急救处理

【学习目标】

掌握烧烫伤和动物抓咬伤的正确处理方式。

【评分标准】

烧烫伤急救处理评分标准见下表6-76。

6610

表 6-76 烧烫伤急救处理评分标准

项目	内容		分值	扣分	备注
准备质量标准（10分）	1.医师准备：穿工作服，戴口罩、帽子，洗手（可口述），备床帘（屏风）、无影灯（2分）		2		总分： 评语：
	2.核对床号、姓名（2分）		2		
	3.病史采集（受伤原因，地点，时间，急救措施，大面积患者抗休克处理）（3分）		3		
	4.全面体查（全身情况及创面：面积，深度，注意有无复合伤、呼吸道烧伤、肢体末梢血运）（3分）		3		
早期诊治处理（20分）	1.写出初步诊断：受伤原因及部位，有无低血容量休克、复合伤、吸入性损伤诊断：（5分）		5		
	2.烧伤的面积：总面积%BSA（浅二度%BSA，深二度%BSA，三度%BSA），烧伤严重程度分度（5分）		5		
	3.补液计划：第一个24小时：总量，其中胶体、晶体及水分别为多少，前8小时输入总量的一半，后16小时输入总量的一半（5分）		5		
	4.补液计划：第二个24小时：总量，其中胶体、晶体及水分别为多少，24小时均匀输入（5分）		5		
操作质量标准（50分）	1. 烧伤的程度	口述解释烧伤的三度四分法（10分）	10		
	2. 可能的诊断	口述完整的诊断、包括烧伤部位、面积、深度、原因等（10分）	10		
	3. 操作步骤	（1）清创（5分） （2）减轻疼痛（5分） （3）水疱皮未破者用75%乙醇纱布包扎（5分） （4）戴水疱皮已破，清创后创面可用凡士林纱布，磺胺嘧（银（铈）锌）霜剂，糊剂涂布包扎（5分） （5）6~8天首次更换敷料（5分）	30		
总体评价（20分）	1. 综合判定是否操作规范、态度认真和语言流利等情况（6分） 2. 提问： （1）请口答烧伤面积计算常采用的九分法 （2）简述烧伤的基本原则		20		考评时，提问的问题可以变更

动物咬伤或抓伤后急救处理评分标准见下表 6-77。

表 6-77 动物咬伤或抓伤后急救处理评分标准

项目	内容	分值	扣分	备注
准备质量标准（10分）	1.医师准备：穿工作服，戴口罩、帽子，洗手（可口述），备床帘（屏风）、无影灯（2分）	2		总分： 评语：
	2.核对床号、姓名（2分）	2		
	3.首先需要进行伤口的冲洗、消毒（3分）	3		
	4.其次患者需要注射疫苗或服用药物进行预防、治疗（3分）	3		
早期诊治处理（20分）	1.如果患者伤口比较大，且比较深时，可能会产生比较剧烈的疼痛，此时可以局部麻醉后，进行伤口的清洗和消毒（5分）	5		
	2.若患者出血比较多时，可以进行缝合、包扎，以控制出血和减少内部感染的风险（5分）	5		
	3.注射狂犬病疫苗：若患者无法确定动物是否存在狂犬病，则需要注射狂犬疫苗，如果患者未曾接种过狂犬疫苗，则需要接种5次，即咬伤的第0天、第3天、第7天、第14天、第30天，可以极大降低患者感染狂犬病的风险（5分）	5		
	4.注射破伤风抗毒素、免疫球蛋白：如果咬伤、抓伤的伤口比较窄，此时伤口的空气流通性较差，有利于破伤风梭菌生长，可能会导致患者感染破伤风，因此需要进行破伤风抗毒素注射，如果患者对破伤风抗毒素过敏，则可以选择注射破伤风免疫球蛋白（5分）	5		

续表

项目	内容		分值	扣分	备注
操作质量标准（50分）	1.咬伤的程度	二级一三级暴露（10分）	10		
	2.可能的诊断	动物咬伤（10分）	10		
	3.操作步骤	（1）清创处理。局部伤口一般不缝合、不包扎、不涂软膏、不用粉剂。如果伤到头部或面部，或伤口大且深，或伤及大血管需要缝合包扎时，应先保证充分清洗和消毒，且不妨碍引流，做抗血清处理后才可缝合（10分） （2）注射狂犬疫苗（10分） （3）注射破伤风抗毒素，如果注射破伤风抗毒素过敏，可以注射破伤风免疫球蛋白（10分）	30		
总体评价（20分）	1.综合判定是否操作规范、态度认真和语言流利等情况（6分） 2.提问 （1）烧伤及动物蜇咬伤急救处理的适应证有哪些（7分） （2）烧伤及动物蜇咬伤急救处理的注意事项有哪些（7分）		20		考评时，提问的问题可以变更

【思考题】

1. 烧伤及动物蜇咬伤急救处理的适应证有哪些？
2. 烧伤及动物蜇咬伤急救处理的注意事项有哪些？

【本节小结】

烧伤急救处理小结（图 6-63）。

图 6-63　烧伤急救处理思维导图

动物蜇咬伤急救小结（图 6-64）。

图 6-64　动物蜇咬伤急救思维导图

第七节　其他学科基本技能操作规程及评分标准

一、眼科基本操作（眼底检查）

眼底检查是疾病诊断的重要检查手段，不仅适用于眼科疾病诊断，也应用于全身病，比如高血压、糖尿病等疾病的诊断和评估。其中，直接检眼镜检查是临床最常用的眼底检查方法。

【学习目标】

掌握直接检眼镜检查的操作方法及使用技巧。

【教学方法】

1. 讲解直接检眼镜的结构和使用方法。
2. 视频教学。
3. 讲解和示范直接检眼镜检查的常见问题和使用技巧。
4. 在模拟的眼压检查场景下讲解与示范相结合，突出重点，对重点、难点内容进行讲解示范。模拟场景可以标准化病人或者学生扮演患者和患者家属，尽可能接近临床情景。
5. 模拟临床眼底检查。

【案例导入】

患者，男，68岁。3小时前突然右眼视力骤降，眼前漆黑，无眼痛，无畏光流泪。2个月前曾有阵发性黑蒙。既往史：冠心病。查体：右眼光感，瞳孔直径5mm，直接对光反射极度迟缓，间接对光反射存在。

1. 根据患者目前情况应行什么操作以协助诊断？如何操作？
2. 检查过程中发现，患者晶体混浊，眼底检查不清晰。请问可以做散瞳检查吗？需先做什么检查？

【评分标准】

见表6-78。

6701

表6-78　直接眼底镜检查评分标准

项目	内容	分值	扣分	备注
专科检查	自我介绍，告知检查目的，确认患者基本信息，了解病史	5		总分： 评语：
	确认周围相对暗室环境	5		
	仪器准备：基础归零，包括：调整光圈大小及屈光度	5		
	清洗双手	5		
	被检查者采用坐位或卧位	5		
	检查前向患者做适当解释，检查时嘱被检查者固视前方的目标	5		
	检查右眼：检查者右手持镜，位于患者的右侧，用右眼检查患者的右眼（5分） 检查左眼：检查者左手持镜，位于患者的左侧，用左眼检查患者的左眼（5分）	10		
	单眼观察，由远到近对准患者的瞳孔区（10分），单眼在10～20cm的位置，镜片度盘调到+8D（10分），先观察玻璃体，然后逐渐贴近患者，转动屈光度盘直到看清视网膜结构（10分），首先应找到视盘（10分）	40		
整体评价	体检过程连贯有序，动作轻柔，体现人文关怀	5		
	整理及清洁用物，及时关闭电源，物归原处。物品复原整理有序	10		
其他	查体手法正确，操作停留时间足够，查体有汇总	5		

【思考题】

1. 直接眼底镜检查时，无法找到瞳孔，因此无法找到视网膜；或眼底镜稍加移动后，就找不到瞳孔。应该怎么办？

2. 能观察到视网膜，但是看不清时怎么办？如何调整直接眼底镜的屈光轮盘数字？

3. 直接眼底镜检查时，应该是什么顺序观察眼底？

【本节小结】

见图 6-65。

图 6-65 直接检眼镜思维导图

二、护理基本操作

（一）吸氧术、氧疗

氧气疗法指通过给氧，提高 PaO_2 动脉血氧分压（PaO_2）和动脉血氧饱和度（SaO_2），增加动脉血氧含量（CaO_2），纠正各种原因造成的缺氧状态，促进组织的新陈代谢，维持机体生命活动的一种治疗方法。

【学习目标】

1. 掌握吸氧术的适应证与禁忌证。
2. 掌握氧疗的并发症及处理。
3. 训练掌握吸氧术的操作方法及步骤。
4. 掌握吸氧术的注意事项。

【教学方法】

1. 使用多媒体视频教学。

2. 在模拟的场景下讲解与示范相结合，突出重点，对重点内容进行讲解示范。模拟场景可以标准化病人或者学生扮演患者和患者家属，尽可能接近临床情景。

3. 分组在吸氧术模型上模拟氧疗操作进行训练。

【案例导入】

患者，男性，75 岁，因“咳嗽咳痰 15 余年，气促呼吸费力 6 年，加重伴意识障碍 2 天”就诊，无发热，无咯血。查体：T 36.8℃，P 98 次 / 分，R 28 次 / 分，BP

142/86mmHg，SaO_2 70%；患者烦躁，口唇发绀，三凹征阳性。双肺呼吸音粗，可闻及湿啰音。血气分析结果：PH 7.26，$PaCO_2$ 78mmHg，PaO_2 55mmHg，HCO^{3-} 23.5mmol/L。

根据患者血气分析结果，选择合适的吸氧方式及氧流量。

【评分标准】

6702

见表 6-79。

表 6-79　氧气吸入技术评分标准

项目		内容	分值	扣分	备注
仪表（5分）		自身准备符合要求，规范洗手，戴口罩	5		
操作前准备（12分）		1.环境清洁、安全、温湿度适宜	3		
		2.根据患者病情选择合适的吸氧工具、吸氧方式	3		
		3.备齐用物，放置合理	3		
		4.检查一次性物品质量	3		
操作过程（60分）	1.吸氧	（1）确认有效医嘱	3		
		（2）核对床号、姓名，向患者解释，评估呼吸状况及缺氧程度、鼻部黏膜情况	5		
		（3）安置患者体位	3		
		（4）清洁、湿润双侧鼻腔	3		
		（5）持表手法正确，确认开关处于关闭，装表，氧气表直立	4		
		（6）打开开关检查装置不漏气，关闭开关	5		
		（7）连接一次性湿化瓶，连接吸氧管，打开开关	5		
		（8）正确调节氧气量（包括中途环节）	5		
		（9）检查鼻塞是否通畅（气）	5		
		（10）插入鼻塞固定、方法正确，松紧适宜	3		总分： 评语：
		（11）记录吸氧时间及氧流量	3		
		（12）安置患者，交代用氧注意事项	3		
		（13）观察、记录用氧效果	3		
	2.停氧	（1）核对姓名、住院号，向患者说明，取得配合	3		
		（2）取下鼻塞，用纸巾擦净患者鼻部后包裹鼻塞头端，将吸氧管置入医疗垃圾桶	5		
		（3）关闭氧气开关	5		
		（4）正确拆除吸氧装置	5		
		（5）记录停止用氧时间、签名	4		
		（6）操作后洗手，用物处理正确	3		
操作后（3分）		整理床单位，妥善安置患者	3		
总体评价（20分）		1. 综合判定是否操作规范、态度认真和语言流利，操作时间<3分钟	6		
		2.提问： （1）氧疗注意事项有哪些？ （2）氧疗的并发症如何预防及处理？	14		

【思考题】

1. 氧疗的副作用有哪些，如何预防？

2. 不同吸氧方式（不包含其他仪器设备吸氧）分别适用于哪些患者，其优缺点有哪些？

【本节小结】

见图 6-66。

图 6-66 氧疗思维导图

（二）留置胃管术

留置胃管术是指将导管经鼻腔插入食管内，从导管内注入流质食物、水分和药物的方法。目的对于不能经口进食的患者，以鼻胃管供给其食物和药物，以维持患者营养和治疗的需要。

【学习目标】

1. 掌握留置胃管术的适应证与禁忌证。
2. 掌握留置胃管术的注意事项。
3. 训练掌握留置胃管术的操作方法及步骤。

【教学方法】

1. 使用多媒体视频教学。
2. 在模拟的留置胃管术场景下讲解与示范相结合，对重点注意事项进行讲解示范。模拟场景可以标准化病人或者学生扮演患者和患者家属，尽可能接近临床情景。
3. 分组在留置胃管模型上模拟留置胃管术进行训练。

【案例导入】

患者，男性，76 岁，因上腹部疼痛，反复呕吐，肛门停止排便、排气 3 天入院。呕吐物为宿食，有臭味。查体：T 36.8℃，P 88 次 / 分，R 20 次 / 分，BP 130/76mmHg，全腹膨隆，未闻及肠鸣音，上腹部感疼痛，NRS（疼痛评分）5 分，中等疼痛。

根据患者目前情况拟行胃肠减压，如何操作？

【评分标准】

6703

见表 6-80。

表 6-80 留置胃管术评分标准

项目		内容	分值	扣分	备注
准备质量标准（10分）		工作衣、帽、鞋穿戴整齐，符合规范	2		
		环境清洁、光线明亮	1		
		已修剪指甲、规范洗手，戴好口罩	2		
		备齐用物（鼻饲液），放置合理	3		
		检查一次性物品质量	2		
操作过程（80分）	1.插管	（1）确认有效医嘱，核对床号、姓名、住院号	3		
		（2）向患者、家属做好解释工作，询问有无鼻部疾患	3		
		（3）取合适卧位，颌下垫巾	3		
		（4）检查鼻部有无疾患，湿棉签清洁鼻腔，备胶布	5		
		（5）按要求打开一次性注射器，放于弯盘内	3		
		（6）按要求打开一次性胃管	4		
		（7）戴手套，取出胃管，用一次性注射器检查胃管的通畅性，润滑胃管	5		
		（8）正确测量所需温度（①前额发际至剑突，②自鼻尖经耳垂至剑突），成人一般插入45～55cm，为防止反流、误吸，插管长度可在55cm以上	8		总分： 评语：
		（9）正确手法插胃管，插至咽部（10～15）cm时嘱患者做吞咽动作，插管时要观察患者反应，如有恶心，暂停并嘱做深呼吸，如有呛发绀立即拔出，休息片刻后再进行	9		
		（10）插入所需长度后，确定胃管是否在胃内（抽吸胃液；向胃内试注空气听气过水声；将胃管末端置于温水杯内无气泡出现）	8		
		（11）胶布固定胃管	3		
		（12）标注导管置管时间，置入长度	5		
		（13）拭去口角分泌物，撤用物，脱手套	2		
		（14）根据案例要求接胃肠减压或鼻饲或其他治疗操作	5		
	2.应急处理	（1）误入气道判断及处理	4		
		（2）鼻咽部或口腔盘旋识别及处理	4		
		（3）患者不配合处理	3		
		（4）鼻咽损伤出血处理	3		
操作后（5分）		安置患者，做好指导，整理用物，洗手，记录	5		
质量控制（5分）		与患者沟通好，关心患者，操作熟练程度	5		

【思考题】

留置胃管常见的并发症有哪些？如何处理？

【本节小结】

见图 6-67。

图 6-67 留置胃管术思维导图

（三）动脉穿刺术

动脉穿刺术，指穿刺入动脉内采集动脉血液标本及注射药物进行相关的检查和治疗。

【学习目标】

1. 掌握动脉穿刺术的适应证与禁忌证。
2. 掌握动脉穿刺的常见并发症。
3. 训练掌握胸动脉穿刺术的操作方法及步骤。
4. 了解动脉穿刺术的注意事项。

【教学方法】

1. 使用多媒体视频教学。
2. 在模拟的动脉穿刺术场景下讲解与示范相结合，突出重点，对重点内容进行讲解示范。模拟场景可以标准化病人或者学生扮演患者和患者家属，尽可能接近临床情景。
3. 分组在动脉穿刺术模型上模拟动脉穿刺术进行训练。

【案例导入】

患者宋某某，男性，75 岁。因“反复咳嗽咳痰伴气促 8 年再发伴加重 5 天”就诊，患者 8 年来反复咳嗽咳痰伴胸闷气促。既往史：有“慢性支气管炎”病史，“高血压”病史。查体：HR 150 次 / 分，BP 145/78mmHg，R 29 次 / 分，SpO_2 87%。

吸氧完成后，根据患者目前情况应行什么操作以协助诊断？如何操作？

【评分标准】

见表 6-81。

6704

表 6-81　动脉采血术评分标准

项目	内容	分值	扣分	备注
准备质量标准（10分）	1.工作衣、帽、鞋穿戴整齐，符合规范	1		
	2.环境清洁	1		
	3.已修剪指甲、规范洗手，戴好口罩	2		
	4.备齐用物，放置合理	3		
	5.检查一次性物品质量	3		
操作过程（80分）	1.确认有效医嘱，核对检验条码	3		
	2.核对床号、姓名、住院号，向患者做好解释，评估患者吸氧状况、穿刺部位皮肤及动脉搏动情况	3		
	3.取舒适卧位，垫治疗巾，戴手套	3		
	4.选择穿刺点位（桡动脉穿刺点位于掌侧腕关节上2cm，股动脉穿刺点位于髂前上棘和耻骨结节连线中点处）	5		
	5.按要求打开一次性采血器，将针栓推至底部，再将注射器回抽至1.6mL	3		
	6.正确进行局部皮肤消毒2次，范围≥8cm，待干	5		
	7.操作者消毒左手食指、中指（以指腹为中心，圆形消毒至第1指关节）各2次	5		
	8.固定穿刺点位（操作者立于穿刺侧，在已消毒的范围内摸到欲穿刺动脉的搏动最明显处，固定于两指间）	5		总分： 评语：
	9.再次核对检验条码上的住院号、姓名是否正确	3		
	10.正确手法进行采血（右手持一次性采血注射器，在两指间垂直或与动脉走向呈30°～45°刺入动脉，见有鲜红色回血，达所需量后，左手取消毒干棉签压迫穿刺点，右手快速拨针）	15		
	11.隔绝空气（针头拔出后立即刺入软塞，无气泡），同时将针头卸下并盖上隔绝空气的圆形针座帽	10		
	12.样本采集后，轻柔地将采血器颠倒混匀5次，再在掌心搓动5秒以使样本充分混匀抗凝	5		
	13.穿刺点局部加压止血5～10分钟	5		
	14.再次核对住院号、姓名，交代注意事项	2		
	15.刷条码确认采血时间，注明是否氧疗、体温	5		
	16.立即送检标本	3		
操作后（5分）	整理床单位，妥善安置患者，分类处理污物用物，洗手，记录	5		
质量控制（5分）	态度，与患者沟通，关心患者，操作熟练程度	5		

【思考题】

动脉穿刺术的常见并发症有哪些？其原因、临床表现及处理有哪些？

【本节小结】

见图 6-68。

图 6-68　动脉穿刺术思维导图

（四）静脉穿刺术

静脉穿刺术，是指通过外周静脉或深静脉获取血标本进行各种血液化检查，或者通过静脉进行用药或治疗的一种方法。

【学习目标】

1. 掌握静脉穿刺术的禁忌证。
2. 掌握静脉穿刺标本采集方法及静脉输液法操作。
3. 了解静脉穿刺术的注意事项。

【教学方法】

1. 使用多媒体视频教学。
2. 在案例模拟的静脉穿刺术场景下讲解与示范相结合，突出重点，对重点内容进行讲解示范。模拟场景可以标准化病人或者学生扮演患者家属，尽可能接近临床情景。
3. 分组在静脉穿刺术模型上模拟临床静脉穿刺术进行训练。

【案例导入】

患者，女性，54 岁。因“腹部疼痛不适伴腹泻 2 天”入院，既往史：有“慢性肾功能不全”病史 5 年，右上肢置动静脉内瘘管，长期血透治疗。有“乙肝”病史 3 年。入院查体：患者神志清，精神疲软，自述乏力，感全腹胀满不适，脐周感疼痛，腹泻解水样便数次。

予查血常规、电解质、肝功能、肾功能，请予执行。

【评分标准】

见表 6-82。

6705

表 6-82　静脉采血技术评分标准

项目	内容	分值	扣分	备注
准备质量标准（10分）	1.工作衣、帽、鞋穿戴整齐，符合规范	1		总分： 评语：
	2.确认有效医嘱	2		
	3.环境清洁，光线明亮	1		
	4.规范洗手和手卫生，戴好口罩	2		
	5.备齐用物，检查一次性物品质量，放置合理	4		

续表

项目	内容	分值	扣分	备注
操作过程（75分）	1.核对床号、姓名、住院号，向患者解释，评估是否按要求进行采血前准备，如是否空腹；穿刺部位皮肤及血管情况	5		
	2.核对检验条码上各项目（床号、姓名、住院号、检验），检查标本容器有无破损、是否符合检验要求	5		
	3.取舒适卧位，垫巾，准备胶布	3		
	4.选择合适的静脉穿刺点	3		
	5.系止血带（在穿刺点上方约6cm），嘱患者握拳	5		
	6.正确消毒（用碘伏棉签，以穿刺点为中心，直径≥5cm的范围作环形）	5		
	7.再次核对检验条码上的姓名是否正确	3		
	8.再次消毒	3		
	9.按要求打开一次性采血针	3		
	10.正确采血（穿刺进针，见回血后固定采血针，接采血试管，当采血量达到要求时，拔/换出采血试管）	15		总分： 评语：
	11.根据不同的采血方法选择正确的采血顺序	5		
	12.二松（松止血带，嘱患者松拳）	3		
	13.正确拔针和按压	3		
	14.正确处理针头和血液标本（同时抽取几个项目的标本时，一般应先注入血培养瓶，其次注入抗凝管，最后注入干燥试管）	5		
	15.再次核对检验条码上的姓名	3		
	16.撤巾及止血带	3		
	17.指导注意事项	3		
操作后（5分）	整理床单位，妥善安置患者，分类处理污物用物，按照标本运送流程进行标本送检；洗手，记录	5		
总体评价（10分）	1.与患者沟通，关心患者，操作熟练程度	5		
	2.提问：静脉穿刺术常见并发症、发生原因及处理	5		

【思考题】

1. 静脉穿刺术的常见并发症、发生原因及处理方法是什么？
2. 真空采血管采血时，多个组合检测项目同时采血时应遵循什么顺序采血？
3. 同时加做真菌血液培养，血培养标本采集时的顺序是什么？

【本节小结】

见图 6-69。

图 6-69　静脉穿刺术思维导图

（五）皮内注射

皮内注射是将少量药液或生物制品注射于表皮与真皮之间的方法。

【学习目标】

1. 掌握皮内注射法的适应证与禁忌证。
2. 训练掌握皮内注射法的操作方法及步骤。
3. 了解皮内注射法的注意事项。
4. 掌握皮内注射法的常见并发症及处理。

【教学方法】

1. 使用多媒体视频教学。
2. 在模拟的场景下讲解与示范相结合，突出重点，对重点难点内容进行讲解示范。模拟场景可以标准化病人或者学生扮演患者和患者家属，尽可能接近临床情景。
3. 分组学生互相扮演医患进行实际操作训练。

【案例导入】

患者，男性，75 岁。因“咳嗽咳痰三天伴胸闷气促不适加重 6 小时”就诊，咳嗽剧烈，咳黄痰，无咯血，既往史：“高血压”病史 20 余年；“糖尿病”病史 6 年；查体：T 38.5℃，HR 120 次 / 分，BP 155/69mmHg，R 26 次 / 分，SPO_2 88%，口唇发绀，双肺呼吸音粗。紧急行 X 线片检查提示双肺炎症。

拟行青霉素抗感染治疗，请予青霉素皮试。

【评分标准】

见表 6-83。

6706

表 6-83　皮内注射评分标准

项目		内容	分值	扣分	备注
仪表（5分）		工作衣、帽、鞋穿戴整齐，符合规范	5		
操作前准备（10分）		1.环境清洁，光线明亮	2		
		2.已修剪指甲、规范洗手，戴好口罩	2		
		3.备齐用物，放置合理	3		
		4.检查一次性物品质量	3		总分： 评语：
操作过程（75分）	1.准备药液	（1）严格执行查对制度，按医嘱准备好药物，经第二人核对无误	3		
		（2）严格无菌技术操作，铺无菌治疗盘	5		
		（3）查对药物名称、剂量、浓度、用法、用药时间、有效期，查瓶体有无裂纹及液体性状	3		
		（4）锯安瓿前后均需消毒	3		

续表

项目		内容	分值	扣分	备注
操作过程（75分）	1.准备药液	（5）按要求配制药液，正确使用一次性注射器，手法正确、抽取药液不余、不漏、不污染	5		总分： 评语：
		（6）再次查对药物名称、剂量、浓度、用法、用药时间、有效期	3		
		（7）将抽好药液的注射器放入无菌治疗盘内	3		
	2.注射	（1）推车至患者床前，查对床号、姓名、住院号，向患者解释，询问过敏史，评估注射部位状况	5		
		（2）取合适体位，选择注射部位并暴露	5		
		（3）正确消毒注射部位皮肤（忌用碘类消毒剂）	5		
		（4）再次查对，排尽空气	5		
		（5）正确手法注射（左手绷紧前臂掌侧皮肤，右手以平执式持注射器，使针尖斜面向上，与皮肤呈5°角刺入皮内）	8		
		（6）注药（待针尖斜面进入皮内后，放平注射器，左手拇指固定针栓，右手注入药液0.lmL使局部形成一皮丘），注入药量准确	8		
		（7）注射完毕，迅速拔针	3		
		（8）再次核对床号、姓名、住院号	3		
		（9）指导患者注意事项	3		
		（10）观察反应，对做皮试的患者，按规定时间由两名护士 观察结果并记录	5		
操作后（5分）		整理床单位，妥善安置患者，分类处理污物用物，洗 手	5		
质量控制（5分）		态度，与患者沟通，关心患者，操作熟练程度	5		

【思考题】

皮内注射的并发症有哪些？分别阐述其发生原因、临床表现及预防处理措施。

【本节小结】

见图 6-70。

图 6-70　皮内注射思维导图

（六）皮下注射

皮下注射是将少量药液或生物制剂注入皮下组织的方法。

【学习目标】

1. 掌握皮下注射的适应证与禁忌证。
2. 掌握皮下注射部位的选择。

3. 训练掌握皮下注射的操作方法及步骤。

4. 了解皮下注射的注意事项。

【教学方法】

1. 使用多媒体视频教学。

2. 在模拟的场景下讲解与示范相结合，突出重点，对重点难点内容进行讲解示范。模拟场景可以标准化病人或者学生扮演患者和患者家属，尽可能接近临床情景。

3. 分组在皮下注射模型上模拟皮下注射进行训练。

【案例导入】

患者，女性，56 岁，既往史：“糖尿病”病史 5 年，口服降糖药物，血糖控制情况不详。近 3 个月乏力、嗜睡、消瘦明显入院。入院后查体：T 38.1℃，P 78 次 / 分，R 18 次 / 分，BP 135/85mmHg，血糖 12.6mmol/L，血 Cr 77μmol/L，BUN 6.6mmol/L。尿常规：尿糖（++）。诊断：2 型糖尿病。给予糖尿病饮食、口服降糖药物，效果不佳。

请给予患者普通胰岛素 8U 皮下注射。

6707

【评分标准】

见表 6-84。

表 6-84　皮下注射评分标准

项目		内容	分值	扣分	备注
仪表（5分）		工作衣、帽、鞋穿戴整齐，符合规范	5		总分： 评语：
操作前准备（10分）		1.环境清洁，光线明亮	2		
		2.已修剪指甲、规范洗手，戴好口罩	2		
		3.备齐用物，放置合理	3		
		4.检查一次性物品质量	3		
操作过程（75分）	1.准备药液	（1）严格执行查对制度，按医嘱准备好药物，经第二人核对无误	3		
		（2）严格无菌技术操作，铺无菌治疗盘	5		
		（3）查对药物名称、剂量、浓度、用法、用药时间、有效期，查瓶体有无裂纹及液体性状	3		
		（4）开启安瓿前后均需消毒	3		
		（5）按要求配制药液，按要求使用一次性注射器，手法正确、抽药液不余、不漏、不污染	5		
		（6）再次查对药物名称、剂量、浓度、用法、用药时间、有效期	3		
		（7）将抽好药液的注射器放入无菌治疗盘内	3		
	2.注射	（1）推车至患者床前，查对床号、姓名、住院号，向患者解释，询问过敏史，评估注射部位状况	3		
		（2）取合适体位	5		
		（3）选择并暴露注射部位，注意遮挡	5		
		（4）正确消毒注射部位皮肤	5		

续表

项目		内容	分值	扣分	备注
操作过程（75分）	2.注射	（5）再次查对，PDA扫描，排尽空气	5		总分： 评语：
		（6）正确手法注射（左手绷紧局部皮肤，过瘦者提起皮肤，右手以平执式持注射器，固定针栓，针尖斜面向上，与皮肤呈30°～40°角快速刺入皮下，深度为针梗的1/2～2/3）	8		
		（7）抽动活塞，检查无回血	3		
		（8）缓慢推药，同时观察患者的表情及反应	5		
		（9）注药毕，正确按压和拔针	5		
		（10）再次核对床号、姓名、住院号	3		
		（11）指导患者注意事项	3		
操作后（5分）		安置舒适卧位，整理床单位，分类处理污物用物，洗手，记录	5		
质量控制（5分）		态度，与患者沟通，关心患者，操作熟练程度	5		

【思考题】

皮下注射的常见并发症有哪些？

【本节小结】

见图6-71。

图6-71　皮下注射思维导图

（七）肌内注射

肌内注射是将一定量药液注入肌肉组织的方法。注射部位一般选择肌肉丰厚且距离大血管及神经较远处。其中最常用的部位为臀大肌，其次为臀中肌、臀小肌、股外侧肌及上臂三角肌。

【学习目标】

1. 掌握肌内注射的适应证与禁忌证。
2. 掌握肌内注射部位的选择。
3. 训练掌握肌内注射的操作方法及步骤。
4. 了解肌内注射的注意事项。

【教学方法】

1. 使用多媒体视频教学。
2. 在模拟的场景下讲解与示范相结合，突出重点，对重点难点内容进行讲解示范。

模拟场景可以标准化病人或者学生扮演患者和患者家属，尽可能接近临床情景。

3. 分组在肌内注射模型上模拟肌内注射进行训练。

【案例导入】

患者，女性，58岁，15天前左前臂被玻璃划伤，于当地卫生室行清创缝合术。近2天伤口部位疼痛剧烈，来医院急诊科就诊。查体：左前臂下方有一长约10cm伤口，未拆线，伤口周围红肿，触之波动感，可见脓液溢出。行清创、胀肿引流术。

为控制感染，拟给予患者青霉素80万U肌内注射，每天2次。请执行。

【评分标准】

6708

见表6-85。

表6-85 肌内注射评分标准

项目		内容	分值	扣分	备注
仪表（5分）		工作衣、帽、鞋穿戴整齐，符合规范	5		
操作前准备（10分）		1.环境清洁，光线明亮	2		
		2.已修剪指甲、规范洗手，戴好口罩	2		
		3.备齐用物，放置合理	3		
		4.检查一次性物品质量	3		
操作过程（75分）	1.准备药液	（1）严格执行查对制度，按医嘱准备好药物，经第二人核对无误	3		总分： 评语：
		（2）严格无菌技术操作，铺无菌治疗盘	5		
		（3）查对药物名称、剂量、浓度、用法、用药时间、有效期，查瓶体有无裂纹及液体性状	3		
		（4）开启安瓿前后均需消毒	3		
		（5）按要求配制药液，按要求使用一次性注射器，手法正确、抽药液不余、不漏、不污染	5		
		（6）再次查对药物名称、剂量、浓度、用法、用药时间、有效期	3		
		（7）将抽好药液的注射器放入无菌治疗盘内	3		
	2.注射	（1）推车至患者床前，查对床号、姓名、住院号，向患者解释，询问过敏史，评估注射部位状况	3		
		（2）取合适体位	5		
		（3）选择并暴露注射部位，注意遮挡	5		
		（4）正确消毒注射部位皮肤	5		
		（5）再次查对，PDA扫描，排尽空气	5		
		（6）正确手法注射（左手拇指、示指错开并绷紧局部皮肤，右手以执笔式持注射器，固定针栓，用前臂带动腕部力量，以90°快迅进针，深度为针梗的1/2～2/3）	8		
		（7）抽动活塞，检查无回血	3		

续表

项目		内容	分值	扣分	备注
操作过程（75分）	2.注射	（8）缓慢推药，同时观察患者的表情及反应	5		
		（9）注药毕，正确按压和拔针	5		总分： 评语：
		（10）再次核对床号、姓名、住院号	3		
		（11）指导患者注意事项	3		
操作后（5分）		安置舒适卧位，整理床单位，分类处理污物用物，洗手，记录	5		
质量控制（5分）		态度，与患者沟通，关心患者，操作熟练程度	5		

【思考题】

1. 简述肌内注射的常见注射部位定位法。

2. 肌内注射常见并发症有哪些？分别阐述其发生原因、临床表现及预防、处理措施。

【本节小结】

见图6-72。

图6-72 肌内注射思维导图

（八）静脉输液术

静脉输液术是利用大气压和液体静压形成的输液系统内压高于人体静脉压的原理，将一定量的无菌溶液或药液直接输入静脉的治疗方法。

【学习目标】

1. 掌握静脉输液术的适应证与禁忌证。
2. 掌握静脉输液术穿刺部位的选择。
3. 训练掌握静脉输液术的操作方法及步骤。
4. 了解静脉输液术的注意事项。

【教学方法】

1. 使用多媒体视频教学。

2. 在模拟的静脉输液术场景下讲解与示范相结合，突出重点，对重点难点内容进行讲解示范。模拟场景可以标准化病人或者学生扮演患者和患者家属，尽可能接近临床情景。

3. 分组在静脉输液术模型上模拟临床静脉输液术进行训练。

【案例导入】

患者，男性，65岁，因发热、咳嗽3天，昏迷1h急诊入院。患者近2个月来口干、多饮、多尿，无其他疾病史。既往史：有“脑梗死”病史，右侧肢体偏瘫。查体：呼吸有烂苹果气味。辅助检查：血糖33mmol/L，血钠157mmol/L，尿糖（+++），尿酮体（++），血酮体17.8mmol/L。血气分析结果：pH 7.25，血HCO_3^- 14mmol/L。

请给予输液治疗。

【评分标准】

见表6-86。

6709

表6-86　静脉输液术评分标准

项目	内容	分值	扣分	备注
仪表（5分）	工作衣、帽、鞋穿戴整齐，符合规范	5		
操作前准备（10分）	1.环境清洁	2		
	2.已修剪指甲、规范洗手，戴好口罩	2		
	3.备齐用物，放置合理	2		
	4.核对药液，检查一次性物品质量	4		
操作过程（75分）	1.三查七对按医嘱准备好所需药物	5		
	2.将输液盘放在治疗车上，推至患者床前	5		
	3.床边查对床号、姓名、住院号，询问过敏史，向患者解释，协助大小便，患者取舒适位	5		
	4.PDA扫描，一次性排气成功，液面高度合适	5		
	5.选择静脉，扎止（带（穿刺点上方6～10cm处），嘱患者握拳	5		总分： 评语：
	6.以穿刺点为中心环形消毒，直径大于5cm，共消毒3次，备胶布	5		
	7.再次查对床号、姓名，检查药液	5		
	8.再次排空气至针头，无气泡	5		
	9.进针稳准，一针见血，持针手法正确	15		
	10.见回血后松止血带、松拳、松调节器	5		
	11.固定正确、牢固、美观	5		
	12.正确调节滴速	5		
	13.再次查对，记录输液时间，签名，向患者解释	5		
操作后(5分)	整理床单位，妥善安置患者，分类处理污物用物	5		
质量控制（5分）	态度、与患者沟通，关心患者，操作熟练程度	5		

【思考题】

静脉输液的并发症其临床表现及处理。

【本节小结】

见图 6-73。

图 6-73　静脉输液术思维导图

（九）静脉输血术

静脉输血是将全血或成分血如血浆、红细胞、血小板等通过静脉输入体内的方法。输血是急救和治疗疾病的重要措施之一，在临床上应用广泛。

【学习目标】

1. 掌握静脉输血的适应证与禁忌证。
2. 掌握血液成分使用指南。
3. 训练掌握静脉输血的操作方法及步骤。
4. 了解静脉输血的注意事项。

【教学方法】

1. 使用多媒体视频教学。
2. 在模拟的静脉输血场景下讲解与示范相结合，突出重点，对重点难点内容进行讲解示范。模拟场景可以标准化病人或者学生扮演患者和患者家属，尽可能接近临床情景。
3. 分组在静脉输血模型上模拟静脉输血进行训练。

【案例导入】

患者，男性，35 岁，因车祸外伤致左下肢外伤失血约 3h 急诊入院。查体：T 36.8℃，HR 124 次 / 分，R 22 次 / 分，BP 80/50mmHg，面色苍白，四肢湿冷，烦躁不安，左下肢开放性裂伤并活动性出血。血常规：血红蛋白 105g/L，白细胞 8.4×10^9/L，血小板 100×10^9/L。X 线提示左股骨开放性骨折。

请为该患者进行输血准备。

【评分标准】

见表 6-87。

6710

表 6-87　密闭式静脉输血术评分标准

项目		内容	分值	扣分	备注
仪表（5分）		工作衣、帽、鞋穿戴整齐，符合规范	5		
操作前准备（10分）		1.环境清洁、光线明亮	2		
		2.已修剪指甲、规范洗手，戴好口罩	2		
		3.备齐用物，放置合理	2		
		4.检查一次性物品质量	2		
		5.评估患者生命体征，评估传染病四项结果，评估静脉通路是否符合要求	2		
操作过程（75分）	1.备血	（1）确认有效医嘱，按医嘱正确备血，提取血液	3		
		（2）双人检查血袋有无破损、血液的性质及有效日期，核对交叉配血报告单及血袋标签各项内容、血量、医嘱、血型化验单、住院病历首页上各种信息	8		
		（3）检查生理盐水的质量、有效期	5		
		（4）将生理盐水连接输血器	4		
	2.输血	（1）推治疗车至床尾，核对床号、姓名、住院号	3		
		（2）向患者做好解释，询问有无输血史、输血反应及血型	3		
		（3）协助大小便，取舒适位	3		总分： 评语：
		（4）按静脉输液法行静脉穿刺，输入少量生理盐水	10		
		（5）双人床边核对各项内容：交叉配血报告单、血袋标签各项内容、血量、医嘱、血型化验单，并与患者核对姓名、住院号、性别、年龄、血型等，PDA扫描	8		
		（6）正确连接输血器与血袋	5		
		（7）调节滴速每分钟15～20滴	4		
		（8）再次核对	3		
		（9）在输血通知单、临时医嘱单上双签名	3		
		（10）15分钟后患者无不良反应，调整滴速至每分钟40～60滴	3		
		（11）指导注意事项，观察有无输血反应	5		
		（12）血液输完，继续输生理盐水冲净输血器管内的血液	5		
操作后（5分）		整理床单位，妥善安置患者，分类处理污物用物，洗手，记录	5		
质量控制（5分）		态度，与患者沟通，关心患者，操作熟练程度	5		

【思考题】

1. 非紧急情况下的血液成分输注速度及特殊要求。
2. 输血常见的并发症有哪些？简述其发生原因、临床表现及处理。

【本节小结】

见图 6-74。

图 6-74　静脉输血术思维导图

（十）小儿头皮静脉穿刺术

小儿头皮静脉穿刺术是临床应用于新生儿和婴幼儿静脉输液、输血和静脉给药的方法。

【学习目标】

1. 掌握小儿头皮静脉穿刺术的适应证与禁忌证。
2. 训练掌握小儿头皮静脉穿刺术的操作方法及步骤。
3. 了解小儿头皮静脉穿刺术的注意事项。

【教学方法】

1. 使用多媒体视频教学。
2. 在模拟的小儿头皮静脉穿刺术场景下讲解与示范相结合，突出重点，对重点内容进行讲解示范。模拟场景学生扮演患儿家属，尽可能接近临床情景。
3. 分组在小儿头皮静脉穿刺模型上模拟小儿头皮静脉穿刺术进行训练。

【案例导入】

患儿，女，1.5 岁，因“发热 1 天，伴频繁呕吐 2 小时”来院就诊，查患儿为急性化脓性扁桃体炎，测肛温 39.8℃，需给予 0.9% 氯化钠注射液 + 青霉素 200 万 U 静脉滴注。家长自述既往无药物过敏史，已完成青霉素皮试（–）。

请予以头皮静脉穿刺术。

6711

【评分标准】

见表 6-88。

表 6-88　小儿头皮静脉穿刺术评分标准

项目	内容	分值	扣分	备注
操作前准备（10分）	1.着装规范	1		总分： 评语：
	2.洗手	1		
	3.二人核对，核对项目全面	2		
	4.评估项目全面	2		
	5.告知内容全面	2		
	6.用物齐全，摆放整齐	2		

续表

项目	内容	分值	扣分	备注
操作过程（65分）	1.配药方法正确、规范	4		总分： 评语：
	2.二人查对，使用两种以上方法识别患儿身份	2		
	3.注意患儿安全	2		
	4.协助患儿取合适卧位	2		
	5.消毒方法正确	3		
	6.一次排气成功，手法正确	3		
	7.选择合适血管	4		
	8.消毒规范，方法正确	5		
	9.进针前查对	3		
	10.针头合适	3		
	11.再次排气	4		
	12.进针方法正确，一次穿刺成功	10		
	13.固定方法正确	3		
	14.查对	2		
	15.头皮针连接输液管方法正确	3		
	16.调速准确	5		
	17.核对，签名清晰	2		
	18.交代注意事项全面	5		
操作后（10分）	1.协助患儿取舒适体位	2		
	2.整理床单位	2		
	3.用物分类放置，洗手	3		
	4.记录全面	3		
质量控制（15分）	1.态度认真	2		
	2.沟通技巧佳	3		
	3.整体性佳	1		
	4.有计划性	2		
	5.规定时间内完成操作	2		
	6.相关知识熟悉	5		

【思考题】

1. 作为诊治医生，你将为幼小患儿进行静脉输液，如何选择静脉？
2. 小儿头皮动静脉区别？
3. 小儿头皮静脉输液的并发症有？

【本节小结】

见图 6-75。

图 6-75　小儿头皮静脉穿刺术思维导图

（十一）导尿术

导尿术是指在严格无菌操作下，用导尿管经尿道插入膀胱引流尿液的方法。

【学习目标】

1. 掌握导尿术的适应证与禁忌证。
2. 训练掌握男、女及小儿导尿术的操作方法及步骤。
3. 了解导尿术的注意事项。

【教学方法】

1. 使用多媒体视频教学。
2. 在模拟的导尿案例场景下讲解与示范相结合，突出重点，对重点难点内容进行讲解示范。模拟场景可以标准化病人或者学生扮演患者和患者家属，尽可能接近临床情景。
3. 分组在男、女导尿模型上模拟导尿术进行训练。

【案例导入】

患者张某某，男性，69岁，因“排尿困难3月余加重1天”急诊入院。既往史：“高血压”病史20余年。患者神志清，自述排尿障碍，腹胀不适。查体：腹部膨隆，尿潴留体征显著。

请予实施留置导尿术。

【评分标准】

见表 6-89。

6712

表 6-89　导尿术评分标准

项目	内容	分值	扣分	备注
仪表（5分）	工作衣、帽、鞋穿戴整齐，符合规范	5		总分： 评语：
操作前准备（10分）	1.环境清洁、光线明亮	2		
	2.已修剪指甲、规范洗手，戴好口罩	2		
	3.备齐用物，放置合理	3		
	4.检查一次性物品质量和有效期，导尿管型号	3		
操作过程（75分）	1.确认有效医嘱，核对床号、姓名、住院号	3		
	2.向患者解释，取得同意，评估膀胱充盈度	3		
	3.注意遮挡，保护患者隐私，松开被尾	3		

续表

项目	内容	分值	扣分	备注
操作过程（75分）	4.准备（写明导尿日期，签名）	3		
	5.检查引流袋，打开外包装，挂于近侧床沿	3		
	6.安置体位，协助脱去对侧裤腿盖在近侧腿上，对侧腿用盖被遮盖，注意保暖，患者取屈膝仰卧位，两腿自然分开，充分暴露外阴	5		
	7.患者臀下垫入中单	2		
	8.打开导尿包，取出外阴消毒盘，包回导尿包，戴手套，撕开PVP棉球袋，将消毒盘放置在患者两腿之间，避免接触会阴部	2		
	9.正确消毒外阴区，顺序先对侧后近侧，由外向内、自上向下，每一个棉球只用一次	5		
	10.免洗洗手液再次洗手	2		
	11.将导尿包放在患者两腿之间，按无菌原则打开	3		
	12.按无菌操作原则将一次性导尿管、一次性注射器放入导尿包内	5		
	13.戴无菌手套，铺洞巾，充分暴露尿道口	5		
	14.持注射器向导尿管水囊注水后抽空，检查球囊是否渗漏及膨胀，润滑导尿管	3		总分： 评语：
	15.检查引流袋质量，根据需要连接导尿管和引流袋，放于大弯盘内备用，取出PVP棉球放于弯盘内	3		
	16.再次消毒尿道口，顺序由内向外、由上而下	7		
	17.正确手法插入导管（左手分开尿道口，右手持血管钳将导尿管轻轻插入尿道口4～6cm，见尿后再插入5～7cm）	8		
	18.连接注射器，根据导尿管上注明的气囊容积向气囊注入等量的无菌溶液，轻拉导尿管遇阻力即可	5		
	19.根据需要留取中段尿5～10mL做尿培养，撤下洞巾，擦净外阴	3		
	20.妥善固定导尿管，引流袋挂于床边合适高度，做好管道标识	2		
操作后（5分）	1.观察尿液的量、色、性状，指导其注意事项	2		
	2.移去用物，脱手套，整理床单位，妥善安置患者，分类处理污物用物，洗手，记录	3		
质量控制（5分）	态度，与患者沟通，关心患者，无菌观念强，操作熟练，动作流程	5		

【思考题】

1. 为男性患者导尿为何要提起阴茎与腹壁呈锐角？
2. 如果膀胱高度充盈，第一次放尿不应超过多少毫升？为什么？

【本节小结】

见图6-76。

图6-76　导尿术思维导图

（十二）手卫生（洗手与卫生手消毒）

手卫生（hand hygiene）为医务人员在从事职业活动过程中的洗手、卫生手消毒和外科手消毒的总称。

洗手（hand washing）为医务人员用流动水和洗手液揉搓冲洗双手，去除手部皮肤污垢、碎屑和部分微生物的过程。

卫生手消毒（antiseptic hand rubbing）为医务人员用手消毒剂揉搓双手，以减少手部暂居菌的过程。

【学习目标】

1. 掌握洗手与卫生手消毒指征。
2. 掌握洗手与卫生手消毒方法。

【教学方法】

1. 使用多媒体视频教学。
2. 演示手卫生操作方法，对注意事项进行讲解示范。
3. 分组进行训练、考核。

【案例导入】

患者，男性，42岁。因“腹泻3天，伴有腹痛和恶心”来院就诊，大便为黄色稀水样，5～6次/天，无脓血，无呕吐。既往史：“慢性胃炎”病史5年。查体：T 37.2℃，浅表淋巴结未触及肿大，口唇稍干燥，腹部平坦，轻度压痛，无反跳痛，肠鸣音亢进。

本项操作需要执行的手卫生时机有哪些？如何操作？

【评分标准】

见表6-90。

6713

表6-90　洗手评分标准

项目	内容	分值	扣分	备注
操作前准备（10分）	1.取下手表、戒指、手链等饰物	5		总分： 评语：
	2.修剪指甲，长度应不超过指尖，无指甲油	5		
操作过程（70分）	1.暴露腕部	2		
	2.在流动水下，淋湿双手，注意水速适中，无喷溅，双手充分湿润	2		
	3.取适量洗手液，均匀涂抹至整个手掌、手背、手指和指缝	2		
	4.认真揉搓双手至少15s，注意清洗双手所有皮肤，包括指背、指尖和指缝，具体揉搓步骤为（步骤不分先后） （1）掌心相对，手指并拢，相互揉搓 （2）手心对手背沿指缝相互揉搓，交换进行 （3）掌心相对，双手交叉指缝相互揉搓 （4）弯曲手指使关节在另一手掌心旋转揉搓，交换进行 （5）右手握住左手大拇指旋转揉搓，交换进行 （6）将五个手指尖并拢放在另一手掌心旋转揉搓，交换进行	60		

续表

项目	内容	分值	扣分	备注
操作过程（70分）	5.在流动水下彻底冲净双手，使用一次性擦手纸擦干	2		总分： 评语：
	6.关水龙头：如为非感应式水龙头，应用肘部或擦手纸包裹关闭，注意防止手部再污染	2		
总体评价（20分）	1.综合判定手卫生时机是否把握正确，是否操作规范、态度认真、操作熟练等	5		
	2.提问：洗手与卫生手消毒指征	15		

【本节小结】

见图 6-77。

图 6-77　洗手与卫生手消毒思维导图

（十三）医院隔离技术标准

标准预防（standard precaution）是基于患者的体液（血液、组织液等）、分泌物（不包括汗液）、排泄物、黏膜和非完整皮肤均可能含有病原体的原因，针对医院患者和医务人员采取的一组预防感染措施。

注：包括手卫生，根据预期可能的暴露穿戴手套、隔离衣、口罩、帽子、护目镜或防护面罩等个人防护用品，安全注射，以及穿戴合适的防护用品处理污染的物品与医疗器械等。

隔离（isolation）是采用各种方法、技术，防止病原体从患者、携带者及场所传播给他人的措施。

空气传播（airborne transmission）是由悬浮于空气中、能在空气中远距离传播（＞1m），并长时间保持感染性的飞沫核（≤5μm）导致的传播。

飞沫传播（droplet transmission）是带有病原体的飞沫核（＞5μm），在空气中短距离（≤1m）移动到易感人群的口、鼻黏膜或眼结膜等导致的传播。

接触传播（contact transmission）是病原体通过手、物体表面等媒介物直接或间接接触导致的传播。

个人防护用品（personal protective equipment，PPE）是用于保护使用者避免接触病原体的各种屏障用品。

注：包括口罩、手套、护目镜、防护面罩、隔离衣、医用一次性防护服、防水围裙等。

【学习目标】

1. 掌握不同传播途径疾病的隔离预防原则与措施。
2. 掌握口罩、隔离衣、防护服等防护用品的操作流程及方法。
3. 掌握口罩、隔离衣、防护服等防护用品正确选择及穿脱注意事项。

【教学方法】

1. 使用多媒体视频教学。
2. 演示口罩、隔离衣、防护服穿脱操作方法，对注意事项进行讲解示范。
3. 分组进行训练、考核。

【案例导入】

患者宋某，女性，35岁，因“发热伴头痛3天”就诊，T 39.8℃，自诉全身乏力、肌肉酸痛，无咳嗽咳痰。查体：眼结膜充血，口腔黏膜、肩背部、手臂、腿部可见大小不等瘀点和瘀斑。血常规：白细胞 23.6×10^9/L，中性粒细胞占80%。

根据患者情况需采取什么样的隔离和个人防护措施？请到床边查看患者。

【评分标准】

口罩戴脱评分标准见表6-91。

6714

表6-91　口罩戴脱评分标准

项目	内容		分值	扣分	备注
操作前准备（20分）	环境清洁宽敞，符合隔离要求，评估患者，根据不同的诊疗要求选用不同种类的口罩		10		
	工作人员准备：剪指甲、手卫生		5		
	用物准备：手消剂、口罩、帽子、医用垃圾桶		5		
操作过程（60分）	戴帽子（5分）	1.取出帽子，戴帽子，应遮盖所有头发	5		总分： 评语：
	外科口罩（50分）（二选一）	2.外科口罩佩戴方法 （1）检查口罩，区分上下内外，有鼻夹的一侧朝上	7		
		（2）将口罩下方带系于颈后，将口罩上方带系于头顶中部；如为挂耳式，直接挂于耳后	7		
		（3）将双手指尖放在鼻夹上，从中间位置开始，用手指向内按压，并逐步向两侧移动，根据鼻梁形状塑造鼻夹	7		
		（4）根据颜面部的形状，调整系带的松紧度，使其贴合面部	7		
		3.外科口罩脱卸方法 （1）不应接触口罩前面（污染面），手卫生	8		
		（2）系带式口罩先解开下面的系带，再解开上面的系带；挂耳式口罩双手直接捏住耳后系带取下	7		
		（3）用手仅捏住口罩的系带放入废物容器内，手卫生	7		

续表

项目		内容	分值	扣分	备注
操作过程（60分）	医用防护口罩（50分）（二选一）	2.医用防护口罩佩戴方法 （1）一手托住防护口罩，有鼻夹的一面向外，将防护口罩罩住鼻、口及下巴，鼻夹部位向上紧贴面部	7		总分： 评语：
		（2）用另一只手将下方系带拉过头顶，放在颈后双耳下	7		
		（3）再将上方系带拉至头顶，调整系带	7		
		（4）将双手指尖放在金属鼻夹上，从中间位置开始，用手指向内按鼻夹，并分别向两侧移动和按压，根据鼻梁的形状塑造鼻夹	7		
		（5）进行气密性检查。检查方法：将双手完全盖住防护口罩，快速地呼气，若鼻夹附近有漏气应调整鼻夹；若四周有漏气，应调整到不漏气为止	8		
		3.医用防护口罩脱卸方法 （1）手卫生，先抓住颈部的系带，提过头部	7		
		（2）拉上头系带摘除口罩，注意不应用手触及口罩的前面，仅捏住口罩系带放入医疗废物容器内	7		
	摘帽子（5分）	4.摘帽子，手卫生	5		
总体评价（20分）	1.操作熟练、动作轻巧、稳重、准确，在规定时间（2分钟）内完成		5		
	2.隔离观念强，无违反原则动作		5		
	3.提问：口罩戴脱适应证及注意事项		10		

穿脱隔离衣评分标准见表6-92。

表6-92　穿脱隔离衣评分标准

项目	内容		分值	扣分	备注
操作前准备（16分）	环境清洁宽敞，符合隔离要求，根据需求正确选择个人防护用品		4		总分： 评语：
	用物准备：准备合适的隔离衣并检查完好性，洗手设施，手消毒设施，口罩、圆帽、医用垃圾桶等		6		
	操作者准备：衣帽、口罩穿戴整齐，操作前修剪指甲、取下手表，卷袖过腕（肘），规范洗手		6		
操作过程（60分）	穿隔离衣（30分）	1.持衣领，翻转隔离衣，清洁面对自己	4		
		2.右手提衣领，左手伸入袖内，右手将衣领向上拉，露出左手；同法穿右手衣袖（注意衣袖是否触及面部及口罩）	6		
		3.两手持衣领，由领子中央顺着边缘向后系好颈带，不污染	5		
		4.再扎好袖口，不应露出里面衣物	4		
		5.将隔离衣一边（约在腰下5cm）处渐向前拉，见到边缘捏住，同法捏住另一侧边缘，折叠隔离衣（注意是否完全覆盖内层衣物，是否有部分隔离衣内面暴露在外，检查隔离衣下摆是否折入及完全覆盖）	6		
		6.一手按住折叠处，另一手将腰带拉至背后折叠处，将腰带在背后交叉，回到前面将带子系好	5		
	脱隔离衣（30分）	1.松腰带，在前面打活结	4		
		2.解开袖带，塞入袖袢内，充分暴露双手，进行手消毒（注意手卫生方法正确，揉搓时间不少于15秒）	6		
		3.解领口，注意不污染领带	4		
		4.右手伸入左手腕部袖内，拉下袖子过手，用遮盖着的左手握住右手隔离衣袖子的外面，拉下右侧袖子（注意有无污染手部及前臂）	6		

续表

<table>
<tr><th colspan="2">项目</th><th>内容</th><th>分值</th><th>扣分</th><th>备注</th></tr>
<tr><td rowspan="2">操作过程
（60分）</td><td rowspan="2">脱隔离衣
（30分）</td><td>5.双手转换逐渐从袖管中退出，脱下隔离衣，对肩缝折好，持衣领，悬挂备用，不污染（注意污染区污染面向外；非污染区污染面向内）</td><td>6</td><td></td><td rowspan="7">总分：
评语：</td></tr>
<tr><td>6.不再使用时，将脱下的隔离衣，污染面向内，卷成包裹状，放入医疗废物容器内或放入回收袋中</td><td>4</td><td></td></tr>
<tr><td colspan="2">操作后处理
（4分）</td><td>再次规范洗手</td><td>4</td><td></td></tr>
<tr><td colspan="2" rowspan="3">总体评价
（20分）</td><td>1.操作熟练、动作轻巧、稳重、准确，在规定时间内完成</td><td>4</td><td></td></tr>
<tr><td>2.隔离观念强，无违反原则动作，操作过程无二次污染</td><td>6</td><td></td></tr>
<tr><td>3.提问：穿脱隔离衣适应证及注意事项</td><td>10</td><td></td></tr>
</table>

穿脱防护服评分标准见表6-93。

表6-93 穿脱防护服评分标准

<table>
<tr><th colspan="4">项目</th><th>内容</th><th>分值</th><th>扣分</th><th>备注</th></tr>
<tr><td colspan="4" rowspan="3">操作前
准备
(20分)</td><td>环境清洁宽敞，符合隔离要求，根据需求正确选择个人防护用品和穿脱区域</td><td>10</td><td></td><td rowspan="16">总分：
评语：</td></tr>
<tr><td>用物准备：准备合适的医用防护口罩、一次性帽子、防护服、护目镜（防护面屏）、一次性手套、靴套（必要时）、手消剂、医疗垃圾桶</td><td>5</td><td></td></tr>
<tr><td>操作者准备：穿洗手衣，操作前修剪指甲、取下手表，规范洗手</td><td>5</td><td></td></tr>
<tr><td rowspan="13">操作过程（60分）</td><td rowspan="9">穿防护
用品
(30分)</td><td colspan="2">戴帽子</td><td>1.将脑后的长发绾成发髻，刘海向上梳理；将帽子由额前向脑后罩于头部，不让头发外露</td><td>4</td><td></td></tr>
<tr><td colspan="2">戴口罩</td><td>2.按医用防护口罩佩戴方法正确佩戴口罩并进行气密性检测</td><td>6</td><td></td></tr>
<tr><td colspan="2" rowspan="3">穿防护服</td><td>3.打开防护服后，将拉链拉至合适位置</td><td>3</td><td></td></tr>
<tr><td>4.左右手握住左右袖口的同时，抓住防护服腰部的拉链开口处</td><td>4</td><td></td></tr>
<tr><td>5.先穿下肢，后穿上肢，再将防护帽扣至头部，将拉链完全拉上，密封拉链口</td><td>4</td><td></td></tr>
<tr><td colspan="2">戴护目镜/
防护面屏</td><td>6.将护目镜/防护面屏置于眼部/面部合适部位，调节舒适度</td><td>3</td><td></td></tr>
<tr><td colspan="2">戴手套</td><td>7.戴上手套，将手套翻折处紧套于防护服袖口</td><td>2</td><td></td></tr>
<tr><td colspan="2">穿鞋套/靴套</td><td>8.必要时穿鞋套/靴套</td><td>2</td><td></td></tr>
<tr><td colspan="2">检查</td><td>9.全面检查穿戴情况，确保穿戴符合规范要求</td><td>2</td><td></td></tr>
<tr><td rowspan="4">脱防护
用品
(30分)</td><td rowspan="4">一
脱
区</td><td>摘护目镜/防护面屏</td><td>1.手卫生，抓住护目镜或防护面屏的外边缘/头围轻轻摘下，放入回收或医疗废物容器内，注意双手不要接触到面部</td><td>4</td><td></td></tr>
<tr><td rowspan="2">脱医用
防护服</td><td>2.脱分体医用防护服
先将拉链拉开，向上提拉帽子，使帽子脱离头部；
从内向外向下反卷，动作轻柔，将上衣、手套一并脱除，将污染面向里放入医疗废物袋；
由上向下边脱边卷，污染面向里，将裤子、鞋套一并脱除，置于医疗废物袋</td><td rowspan="2">10</td><td rowspan="2"></td></tr>
<tr><td>脱连体医用防护服：
（1）轻轻解开密封胶条，先将拉链拉到底，向上提拉帽子，使帽子脱离头部
（2）从内向外向下反卷，动作轻柔，防护服、手套、鞋套一并脱除，放入黄色垃圾袋</td></tr>
<tr><td>手卫生</td><td>3.洗手或卫生手消毒</td><td>3</td><td></td></tr>
</table>

续表

项目				内容	分值	扣分	备注
操作过程（60分）	脱防护用品（30分）	二脱区	脱口罩	4.手卫生，按医用防护口罩脱卸方法正确脱卸口罩，放入黄色垃圾袋（具体见医用防护口罩穿脱评分标准）	6		总分： 评语：
操作过程（60分）	脱防护用品（30分）	二脱区	脱帽子	5.双手抓住帽子从外面脱下，扔入黄色医疗垃圾袋	3		
操作过程（60分）	脱防护用品（30分）	二脱区	换外科口罩	6.手卫生，戴外科口罩	4		
总体评价（20分）				1.操作熟练、动作轻巧、稳重、准确，在规定时间内完成	4		
总体评价（20分）				2.隔离观念强，无违反原则动作，操作过程无二次污染	6		
总体评价（20分）				3.提问：穿脱防护服适应证及注意事项	10		

【思考题】

常见传染病传染源、传播途径及隔离预防。

【本节小结】

见图 6-78。

图 6-78 隔离技术思维导图

（十四）血源性病原体职业防护

血源性病原体：存在于血液和某些体液中能引起人体疾病的病原微生物，例如乙型肝炎病毒（HBV）、丙型肝炎病毒（HCV）和艾滋病病毒（HIV）等。

血液传播性职业暴露：指医务人员在从事诊疗、护理等工作过程中意外被血液传播性传染病病人的血液、体液污染了破损的皮肤或者黏膜或被含有血液传播性传染病病人的血液、体液针头及其他锐器刺破了皮肤，有可能造成血液传播性传染病感染的情况。

【学习目标】

1. 掌握血源性病原体职业暴露处置适应证。
2. 掌握常见血源性病原体职业暴露处置方法。

【教学方法】

1. 使用多媒体视频教学。
2. 演示血源性病原体职业暴露处置方法，对注意事项进行讲解示范。
3. 分组进行训练、考核。

【案例导入】

患者，男性，某综合性医院专职医疗废物运送人员，在收集病区医疗废物时，被违规丢弃在黄色医疗废物袋中的针头划伤右手大拇指，可见大量鲜血流出。

请你指导患者接下来该怎么做？

【评分标准】

见表6–94。

6715

表6–94　血源性病原体职业防护评分标准

<table>
<tr><th>项目</th><th colspan="3">内容</th><th>分值</th><th>扣分</th><th>备注</th></tr>
<tr><td>操作前准备（10分）</td><td colspan="3">用物准备：洗手设施，消毒液（复合碘、PVP碘或75%乙醇），无菌棉签、肥皂水、生理盐水、纱布、胶布</td><td>10</td><td></td><td></td></tr>
<tr><td rowspan="18">操作过程（76分）</td><td rowspan="6">接触后应急处理（20分）</td><td colspan="2">1.保持镇静，立即脱掉被血液渗透的衣物</td><td>4</td><td></td><td></td></tr>
<tr><td colspan="2">2.离开工作区域前应先脱去并正确处理个人防护用品</td><td>4</td><td></td><td></td></tr>
<tr><td rowspan="3">（1）有伤口</td><td>①轻轻由近心端向远心端挤压，尽可能挤出损伤处的血液</td><td rowspan="4">12</td><td></td><td></td></tr>
<tr><td>②用消毒液，如用75%乙醇或者0.5%碘伏进行消毒2遍</td><td></td><td></td></tr>
<tr><td>③必要时包扎伤口</td><td></td><td></td></tr>
<tr><td>（2）无伤口</td><td>用肥皂液和流动水清洗被污染的皮肤；生理盐水冲洗被污染的黏膜</td><td></td><td></td></tr>
<tr><td rowspan="3">评估及报告（26分）</td><td colspan="2">1.评价源患者（HIV暴露需要确定暴露级别和暴露源级别）</td><td>10</td><td></td><td></td></tr>
<tr><td colspan="2">2.评价接触者</td><td>10</td><td></td><td></td></tr>
<tr><td colspan="2">3.报告科室负责人及相关主管部门，进行职业暴露登记</td><td>6</td><td></td><td></td></tr>
<tr><td rowspan="6">接触后预防措施（20分）</td><td rowspan="4">1.HBV</td><td>（1）接触者未接种疫苗者，24h内采取注射乙肝免疫球蛋白和接种乙肝疫苗的措施</td><td rowspan="6">20</td><td></td><td></td></tr>
<tr><td>（2）以前接种过疫苗，已知有反应者，无需处理</td><td></td><td></td></tr>
<tr><td>（3）以前接种过疫苗，已知没有反应者，应采取注射乙肝免疫球蛋白和接种乙肝疫苗的措施</td><td></td><td></td></tr>
<tr><td>（4）抗体反应未知者进行抗原抗体检测，如检测结果不充分，应同时注射乙肝免疫球蛋白和接种乙肝疫苗的措施</td><td></td><td></td></tr>
<tr><td>2.HCV</td><td>无推荐接触后预防措施</td><td></td><td></td></tr>
<tr><td>3.HIV</td><td>尽快采取接触后预防措施，根据暴露级别及病毒载量水平确定预防用药方案</td><td></td><td></td></tr>
<tr><td rowspan="3">随访追踪（10分）</td><td>1.HBV</td><td>对接种乙型肝炎疫苗的接触者开展跟踪检测：在最后一剂疫苗接种1～2个月之后进行病毒抗体追踪检测</td><td rowspan="3">10</td><td></td><td></td></tr>
<tr><td>2.HCV</td><td>接触4～6个月之后进行丙型肝炎抗体和谷丙转氨酶基线检测和追踪检测</td><td></td><td></td></tr>
<tr><td>3.HIV</td><td>在接触后的第4周、第8周、第12周及第6个月时对HIV病毒抗体进行检测，对服用药物的毒性进行监测和处理，观察和记录艾滋病病毒感染的早期症状等</td><td></td><td></td></tr>
<tr><td colspan="2" rowspan="2">提问（14分）</td><td colspan="2">1.源患者评估内容和方法</td><td>7</td><td></td><td></td></tr>
<tr><td colspan="2">2.常见血源性病原体职业暴露接触后预防措施</td><td>7</td><td></td><td></td></tr>
</table>

【本节小结】

见图 6-79。

图 6-79 血源性病原体职业防护思维导图

三、中医基本操作

（一）中药知识与基本操作技能

中药一直以来都是我国医学领域方面非常重要的一部分，其自身的传统知识属性非常强，中药主要来源于天然药及其加工品，包括植物药、动物药、矿物药及部分化学、生物制品类药物。在中医药理论的指导下，中药能帮助人类预防、治疗、诊断疾病，并具有康复与保健作用，是中医药事业发展必不可少的物质基础，为人类的健康作出了巨大贡献。

【学习目标】

1. 学习中药知识与基本操作技能。使学生掌握好常用中药的性能、临床应用、用法用量和使用注意，掌握好功效类似中药的异同，辨证用药。

2. 提升文化素养，提高专业自信。让学生深度了解中医药文化，掌握中医药理论知识，提高对祖国医学的认知度，从而树立正确的中医观和生命观，以便将来更好地走向中医临床岗位。

3. 开展识药实践活动，掌握基本操作技能。使学生掌握常用中医饮片的基本特征、辨识方法和技能，强化学生对中药饮片的感性认识，加深学生对常用中药药性功用的理解，为后续学习中医临床课程奠定基础。

【教学方法】

1. 使用多媒体视频教学。

2. 在观看中药材和中药饮片实物的场景下讲解，用看、摸、闻、尝、验等鉴别方法，掌握中药材和中药饮片的基本特征、辨识方法和技能，增强大学生对中药的感性认识。

3. 通过案例实训操作，注重中药知识运用，掌握辨识中药基本技能。

【案例导入】

患者，男性，25 岁。近三天，大便溏泻，腹痛隐隐，神疲倦怠，纳呆，劳累后发作加重，舌质淡，舌边可有齿痕，苔白腻，脉虚弱。

中药处方

党　参 15g	白　术 15g	茯　苓 15g	白　芍 15g
山　药 15g	木　香 6g	白扁豆 15g	防　风 10g
莲子芯 6g	砂　仁 6g	薏苡仁 9g	桔　梗 6g
炙甘草 10g	黄　连 15g	大　枣 6g	藜　芦 6g

7 剂 每日 1 剂 水煎 400mL

分早晚两次冷服

请根据给定的处方，对处方进行分析，指出错误之处，在下列 50 味药“党参、白术、豆蔻、茯苓、丹参、白芍、泽泻、山药、乌药、木香、北沙参、黄芪、白扁豆、防风、莲子芯、砂仁、薏苡仁、桔梗、炙甘草、黄连、大枣、苍术、土茯苓、浙贝母、川芎、当归、肉苁蓉、牛膝、鸡血藤、天花粉、赤芍、桑寄生、狗脊、广藿香、川芎、延胡索、郁金、百合、龟甲、鳖甲、五味子、车前子、滑石、金钱草、茵陈、附子、干姜、肉桂、吴茱萸、藜芦”中找出处方中的党参、白术、茯苓、白芍、山药、木香、防风、砂仁、薏苡仁、桔梗、炙甘草、黄连中药饮片，并说出党参、白术、茯苓、白芍、山药的分类、性味归经、功效、临床应用、用法用量及使用注意。

6716

【评分标准】

见表 6-95。

表 6-95　中医技能——开具中草药处方评分标准

内容	内容	分值	得分	备注+扣分理由
处方错误（24分）	1.莲子芯改莲子（或莲子肉）	6		
	2.砂仁加脚注后下	6		
	3.党参反藜芦，去掉藜芦	6		
	4.冷服改温服	6		
药物识别（36分）	12味药（每味药3分）：党参、白术、茯苓、白芍、山药、木香、防风、砂仁、薏苡仁、桔梗、炙甘草、黄连	36		
药物特点（50分）	1.党参补虚药（补气药） （1）药性：甘，平。归脾、肺经 （2）功效：补脾益肺，养血生津 （3）应用：脾肺气虚，食少倦怠，咳嗽虚喘；气血不足，面色萎黄，头晕乏力，心悸气短；气津两伤，气短口渴，内热消渴 （4）用法用量：煎服，9～30g （5）使用注意：不宜与藜芦同用	10		
	2.白术补虚药（补气药） （1）药性：甘、苦，温。归脾、胃经 （2）功效：补气健脾，燥湿利水，止汗，安胎 （3）应用：脾气虚弱，食少倦怠，腹胀泄泻，痰饮眩悸，水肿，带下；气虚自汗；脾虚胎动不安 （4）用法用量：煎服，6～12g，燥湿利水宜生用，补气健脾宜炒用，健脾止泻宜炒焦用 （5）使用注意：本品燥湿伤阴，故阴虚内热、津液亏耗者不宜使用	10		

续表

内容	内容	分值	得分	备注+扣分理由
	3.茯苓利水渗湿药（利水消肿药） （1）药性：甘、淡，平。归心、肺、脾、肾经 （2）功效：利水渗湿，健脾，宁心安神 （3）应用：水肿尿少；痰饮眩悸；脾虚食少，便溏泄泻；心神不安，惊悸失眠 （4）用法用量：煎服，10～15g	10		
药物特点（50分）	4.白芍补虚药（补血药） （1）药性：苦、酸，微寒。归肝、脾经 （2）功效：养血调经，敛阴止汗，柔肝止痛，平抑肝阳 （3）应用：血虚萎黄，月经不调，崩漏；自汗，盗汗；胁肋脘腹疼痛，四肢挛急疼痛；肝阳上亢，头痛眩晕 （4）用法用量：煎服，6～15g。平抑肝阳、敛阴止汗多生用，养血调经、柔肝止痛多炒用或酒炒用 （5）使用注意：不宜与藜芦同用，阳衰虚寒之证不宜使用	10		
	5.山药补虚药（补气药） （1）药性：甘，平。归脾、肺、肾经 （2）功效：益气养阴，补脾肺肾，涩精止带 （3）应用：脾虚食少，大便溏泻，白带过多；肺虚喘咳；肾虚遗精，带下，尿频；虚热消渴 （4）用法用量：煎服，15～30g，麸炒山药补脾健胃，用于脾虚食少，泄泻便溏，白带过多 （5）使用注意：本品养阴能助湿，故湿盛中满或有积滞者不宜使用	10		

【思考题】

1. 中草药处方书写应注意有哪些？
2. 处方容易出现的问题有哪些？
3. 中草药配伍禁忌有哪些？
4. 如何简单、快速、直观鉴定中药饮片？
5. 常用的中药饮片鉴别方法有哪些？
6. 中药服法要注意哪些？
7. 煎煮的特殊注明有哪些？

（二）推拿手法

【推拿手法】

1 㨰法

6717

（1）定义

以小鱼际掌背侧或掌指关节部附着于体表一定的治疗部位上，运用腕关节屈伸、内外旋转连续往返运动的手法，称为㨰法。㨰法根据着力部位的不同，可分为小鱼际㨰法、掌指关节㨰法、小指掌指关节㨰法等。

（2）动作要领

①小鱼际㨰法：以小鱼际掌背侧至小指、环指、中指的掌指关节部分，吸定于治疗部位上，以肘关节为支点，前臂主动旋转摆动，带动腕关节的旋转和屈伸运动，小鱼际

掌背侧持续来回滚动，使产生的功力持续地作用于治疗部位上。本法可双手同时操作。小鱼际㨰法要求如下。

腕关节放松，拇指自然伸直，余指屈曲如佛手状，手背沿掌横弓排列呈弧面，使之形成滚动的接触面。

以小鱼际掌背侧着力，吸定于治疗部位，以肘关节为支点，前臂做主动旋转运动。

向外滚动时，前臂外旋，带动腕关节先向外旋后逐渐转为屈腕状；向内回滚时，前臂内旋、带动腕关节先伸腕后逐渐转为向内旋转。

腕关节伸屈的幅度控制在 120°，即向外滚动（屈腕）约 80°，向内回滚（伸腕）约 40°（以手中立位计），使小鱼际与手背部 1/2 面积依次接触施术部位上。

自然压力，不能用蛮力，以免锁死腕关节。

“滚三回一”，即向外滚动和向内回滚时发力轻重之比为 3：1。

作用力方向。向外上 30°～45° 方向发力，在施术部位上做持续不断地来回滚动。

频率控制在每分钟 120～160 次。

②掌指关节㨰法：以小指、环指、中指及示指的掌指关节突起部分着力于治疗部位，运用腕关节的屈伸摆动，使产生的压力持续作用于治疗部位上。

要求：动作连贯协调，压力适中，不可用掌指关节突起部位过度触碰骨性突起部位。频率控制在每分钟 120～160 次。

③小指掌指关节㨰法：以小指的掌指关节突起部分着力于一定的治疗部位上，动作要领同小鱼际㨰法，使产生的功力持续作用于治疗部位上。

要求动作协调连贯，有节奏感，压力适中。频率控制在每分钟 120～160 次。

2. 一指禅推法

（1）定义：以拇指着力，通过前臂的主动摆动，带动腕部的往返摆动，使所产生的力通过拇指持续地作用于治疗部位，称为一指禅推法。

（2）操作：拇指自然伸直，余指的掌指关节和指间关节自然屈曲，以拇指端或罗纹面或偏锋着力于治疗部位，沉肩、垂肘、悬腕、掌虚、指实，前臂摆动，带动腕关节有节律地内、外摆动，使所产生的功力通过拇指，持续地作用于治疗部位。手法频率为每分钟 120～160 次。

①一指禅指端推法：以拇指指端着力，前臂摆动，带动腕关节及拇指掌指、指间关节做如上所述的联合动作。

②一指禅螺纹面推法：以拇指螺纹面着力于治疗部位，做如上所述的联合动作。本法以拇指罗纹面着力于治疗部位，其余四指附着于肢体的另一侧，通过腕关节的摆动和拇指罗纹面的左右推揉，使产生的力持续作用于治疗部位。

③一指禅偏锋推法：以拇指偏锋部着力于治疗部位，做如上所述的联合动作。操作时拇指伸直并内收，腕关节微屈或自然伸直，腕部摆动幅度较小，紧推慢移。

④跪推法：以拇指指间关节的背侧着力于治疗部位，通过腕关节的摆动，使产生的力持续作用于治疗部位。

（3）动作要领

①沉肩：肩关节放松，肩部自然下沉，不要耸肩用力，不要外展。

②垂肘：肘部自然下垂。肘关节不要向外支起，低于腕关节，亦不宜过度夹紧内收。

③悬腕：腕关节自然屈曲，使拇指垂直于治疗部位。

④掌虚：手握成空拳，四指及掌部均应放松（如握鸡蛋）。

⑤指实：着力部位要吸定在治疗部位上。

⑥紧推慢移：紧推是指腕部的摆动频率较快，每分钟可达 120～160 次；慢移是指拇指在治疗部位上移动的速度要慢，指下不可出现滑动或摩擦。

⑦蓄力于掌，发力于指：本法产生的力应从掌而发，通过手指作用于患者的体表。

（4）作用及应用

一指禅推法具有健脾和胃、宽胸理气、镇静安神、舒筋通络等作用。可治疗胃脘痛、冠心病、头痛、面瘫、颈椎病、关节炎等病症。本法适用于全身各部穴位。指端一指禅推法接触面最小，易于施力，刺激相对较强。螺纹面一指禅推法接触面相对较大，刺激亦相对较平和，以上两者多用于躯干部、四肢部的经络腧穴。偏锋一指禅推法接触面小而窄，轻快柔和，多用于颜面部。跪推法接触面亦小，刺激却刚劲有力，多用于腹部。

3. 揉法

（1）定义：用手指罗纹面，掌根或手掌鱼际着力吸定于一定治疗部位或某一穴位上，做轻柔缓和的环旋运动、并带动该处的皮下组织一起揉动的方法，称为揉法。揉法根据着力部位不同可分为鱼际揉法、掌揉法、指揉法和臂揉法 4 种。

（2）动作要领如下。

①鱼际揉法：用鱼际附着于治疗部位上，腕关节放松，呈微屈或水平状，大拇指内收，四指自然伸直，稍用力下压，以肘关节为支点，利用前臂作主动摆动，带动腕部做轻柔缓和的环旋揉动，要求带动皮下组织一起揉动，使产生的功力持续作用于治疗部位上。频率控制在每分钟 120～160 次。

②掌揉法：用手掌或掌根着力于治疗部位上，腕关节放松，以肘关节为支点，前臂主动摆动，带动腕及手掌连同前臂做轻柔缓和的环旋揉动，并带动皮下组织一起揉动，使产生的功力持续作用于治疗部位上。做掌根揉时，要求掌根部稍用力下压，以加大渗透力。频率控制在每分钟 120～160 次。

③指揉法：用指腹着力于治疗部位上，做轻柔缓和的环旋揉动，并带动皮下组织一起揉动。单用中指着力的称中指揉法；用示、中指着力的称双指揉法；用示、中、环三指着力的称为三指揉法。

上述 3 种揉法要求术者腕关节微屈，将指腹着力于治疗部位，以肘关节为支点，前臂主动摆动带动腕关节，使指腹在治疗部位上做小幅度的环旋揉动。频率控制在每分钟 120～160 次。

④臂揉法：用上肢前臂的上 1/3 部分着力于治疗部位上，以肩关节为支点，连同上臂带动前臂做有意识的环旋揉动，要求带动皮下组织一起揉动。使产生的压力持续作用于治疗部位上。频率控制在每分钟 100～120 次。

4. 摩法

（1）定义：用手掌掌面或示、中、环三指相并指面附着于穴位或部位上，腕关节做主动环形有节律的抚摩运动的手法、称为摩法。可分为指摩法和掌摩法两种。

（2）动作要领如下。

①指摩法：以示、中、环三指的指节面附着于治疗部位或穴位上，掌指关节自然伸直、并拢，腕关节微屈，沉肩、垂肘、以肘关节为支点，前臂主动摆动，带动腕、指在体表做顺时针或逆时针方向的环旋抚摩，频率一般控制在每分钟 120 次左右。

②掌摩法：以手掌面平放于体表治疗部位上、手掌自然伸直，腕关节微背伸，以掌心或掌根部作为接触面、连同前臂一起做顺时针或逆时针方向的环旋抚摩。频率一般控制在每分钟 120 次左右。

要求：操作时肘关节自然屈曲，腕关节放松，掌指自然伸直，动作要协调缓和，使被操作部位有明显环形抚摸的感觉。

5. 推法

（1）定义：以指或掌、肘等部位着力于施术部位上，做单向直线推动，称推法，又称平推法。推法一般分为拇指平推法、掌平推法、拳平推法和肘平推法 4 种。

（2）动作要领如下。

①拇指平推法：以拇指罗纹面着力于施术部位或穴位上，余四指并拢前按助力，腕关节略屈曲。拇指及腕部主动用力，拇指沿经络循行路线或肌肉纤维平行方向，做向示指端单向直线缓慢推移。

要求：压力适中，用力要稳，按压要实，单向直线推移，速度宜缓慢均匀。施术部位可涂少许润滑剂或介质，以防皮肤受损害。

②掌平推法：以手掌面及手指紧贴体表治疗部位，以掌根部为着力重心，腕关节略背伸，以肩关节为支点，上臂主动施力，沿经络循行路线或肌纤维方向做单方向直线推移。要求同拇指平推法。

③拳平推法：手握实拳，以示指、中指、环指及小指四指的近侧指间关节的突起部着力于治疗部位上，腕关节挺劲伸直，肘关节略屈，以肘关节为支点、前臂主动施力，沿经络循行路线或肌纤维方向做单方向直线推移。要求同拇指平推法。

④肘平推法：屈肘，以肘关节尺骨鹰嘴突起部着力于治疗部位上，以肩关节为支点，上臂部主动施力，沿经络循行路线或肌纤维方向做单方向直线推移。要求同拇指平推法。也可用另一侧手掌部扶握屈肘侧拳顶助力，以增加推移力度。

6. 点法

（1）定义：以指端或关节突起部点压施术部位或穴位的手法，称点法。主要包括指点法（拇指端点法、屈拇指点法、屈示指点法）和肘点法。

（2）动作要领如下。

①拇指端点法：手握空拳，拇指自然伸直，以示指中节部紧贴拇指扶持用力，以拇指端着力于施术部位或经络穴位上。前臂与拇指主动发力，逐渐用力，持续点压到一定程度。亦可采用拇指按法的手法形态，用拇指指面进行点压。

②屈拇指点法：拇指指间关节屈曲，利用指间关节突起部分着力于施术部位或穴位

上，前臂与拇指主动发力，逐渐用力，持续点压到一定程度。

③屈示指点法：示指第一指间关节屈曲，利用指间关节突起部分着力于施术部位或穴位上，前臂与拇指主动发力，逐渐用力，持续点压到一定程度。

④肘点法：术者屈肘，以尺骨鹰嘴突起部着力于施术部位或穴位上。以肩关节为支点，用身体上半部的重量通过肩关节、上臂传递至肘部，逐渐用力、持续点压到一定程度。

点法还可用器具来操作，如点穴棒点穴等。

要求：点压取穴要准，用力要稳。操作时垂直向下点压，压力由轻而重逐渐增加，用力平稳持续，掌握轻→重→轻的施力原则。使刺激充分达到深部组织，从而获得手法治疗所特有的“得气”效果。点压结束时常辅以揉法，以缓解点压不适感。

7. 按法

（1）定义：用拇指指面或掌面按压于一定的部位或穴位，逐渐用力深压，按而留之，称为按法。用指面着力的按压称指按法；用掌面着力的按压称掌按法；用肘关节着力的按压称肘按法。

（2）动作要领如下。

①指按法：以拇指端或罗纹面置于施术部位或穴位上，腕关节悬屈，余四指张开，置于相应位置以支撑助力，也可用另一手拇指叠压在施术拇指背面加力。以腕关节为支点，掌指部主动施力，做与施术部位垂直方向的按压。当按压力达到所需的力量后，要稍停片刻，即所谓的“按而留之”，然后松劲撤力，再做重复按压，使按压动作既平稳又有节奏性。

②掌按法：以单手或双手掌面重叠置于施术部位，以肩关节为支点，利用身体上半部的重量，通过上臂、前臂及腕关节传至手掌部，垂直向下按压。施力原则同指按法。

③肘按法：屈肘，以肘关节的尺骨鹰嘴部为着力面，置于施术部位，以肩关节为支点，巧用身体上半部的重量，进行有节律的垂直向下按压。施力原则同指按法。

按法要求：按压方向应垂直向下，用力由轻而重，逐渐增加，不可用蛮力或暴力猛压；按压时用力要稳，不可偏移，使压力集中渗透到深层组织；遵循按而留之原则。

8. 拨法

（1）定义：拨法又称“指拨法”“拨络法”。以指、肘等部位深按于治疗部位，进行单方向或来回拨动的手法，称为拨法。可分为拇指拨法、屈拇指拨法、三指拨法和肘拨法 4 种。

（2）动作要领：以指端、肘尖部着力于施术部位，按压至所需治疗部位，做与肌纤维、肌腱、韧带成垂直方向的来回拨动。

①拇指拨法：以拇指指端着力于施术部位，余四指置于相应的位置以助力，拇指下压至所需治疗部位，做与肌纤维、肌腱、韧带成垂直方向的单向或来回拨动。亦可双手拇指重叠进行操作。

②屈拇指拨法：屈拇指，利用拇指的指间关节突起部着力于施术部位，下压至所需治疗部位，做与肌纤维、肌腱、韧带成垂直方向的单向或来回拨动。

③三指拨法：用示指、中指和环指的指端着力于施术部位，下压至所需治疗部位，做与肌纤维、肌腱、韧带成垂直方向的单向或来回拨动。

④肘拨法：屈肘，利用肘尖部着力于施术部位，下压至所需治疗部位，做与肌纤维、肌腱、韧带成垂直方向的单向或来回拨动。

拨法要求：拨动的方向应与肌纤维、肌腱、韧带成垂直方向进行操作；按压的深度应达到所需治疗的部位或组织；拨动的力度应根据治疗部位的深浅或病理变化程度来决定，动作宜轻柔缓和；拨动时不能在皮肤表面有摩擦移动，应带动肌纤维或肌腱韧带一起拨动；拨动的时间应根据治疗需要而定，一般不宜长时间使用，可与其他手法交替使用；掌握“轻－重－轻”原则，或轻重交替应用。

9. 抖法

（1）定义：以双手或单手握住受术者肢体远端，做小幅度的连续抖动，称为抖法。临床根据施术部位不同可分为抖上肢法、抖下肢法及抖腰法 3 种。

（2）动作要领：以双手握住受术者肢体的远端，前臂动作协调一致，稍用力做上下或左右方向的连续抖动，使所产生的抖动波由肢体的远端传递到近端，被抖动的肢体关节有松动感和舒适感。

①抖上肢法：受术者取坐位，肩臂部放松，上肢伸直。施术者站在其前外侧，身体略微前俯。用双手握住其腕部，慢慢将被抖动的上肢向前外方抬起至 45°～60°，然后两前臂微用力做连续的小幅度的上下抖动，使所产生的抖动波似波浪般地传递到肩部。或以一手按其肩部，另一手握住其腕部，做连续不断的小幅度的上下或左右抖动。本法操作时可演化为上肢平抖和上肢提抖。

要求：操作时双手静止性用力，动作要协调均匀，一般上肢抖动幅度应控制在 1～3cm，要求肢体远端抖动幅度要小，近端抖动的幅度要大，使关节产生松动感。抖动频率控制在每分钟 250 次左右。

②抖下肢法：受术者取仰卧位，下肢伸直放松。施术者站在其足后端，用双手分别握住受术者一侧足踝部，将下肢抬起离床面 30cm 左右，上肢协同用力，做连续的上下抖动，使其下肢及臀部有舒适轻松感。本法也可双下肢同时操作。

要求：受术者下肢肌肉处于最佳松弛状态，动作要协调均匀，抖动幅度可稍大，操作时切忌屏气。抖动频率宜稍慢，每分钟 100 次左右，做双下肢抖动时频率可适当降低。

③抖腰法：抖腰法非单纯性抖法，它是牵引法与短阵性的较大幅度的抖法的结合应用。受术者取俯卧位，其两手拉住床头或由助手固定其两腋部，施术者两手握住其两足踝部，两臂伸直，身体后仰，与助手相对用力，牵引其腰部片刻，待其腰部放松后，身体前倾、以准备抖动。其后随身体起立之势，瞬间用力，做较大幅度的抖动，使抖动之力作用于腰部，使腰部产生松动。

要求：受术者全身放松，术者动作要协调，操作时用巧劲，切忌屏气，一般抖 1～3 次即可。

10. 拿法

（1）定义：拇指罗纹面与其余手指指面相对用力，提捏或揉捏肌肤或肢体，称为拿法。根据拇指与相对用力的手指多少，可分为五指拿法、四指拿法、三指拿法和二指拿法4种。

（2）动作要领：以单手成双手的拇指与其他手指相对用力，捏住施术部位的肌肤或肢体，腕关节适度放松，以拇指同其余手指的对合用力进行轻重交替，连续不断地提捏揉动。

①五指拿法：以拇指罗纹面与其余四指相对用力，捏住施术部位的皮肤连同筋肌，逐渐用力内收并上提、做轻重交替的连续揉捏动作。五指拿法在头部操作时又称五指拿五经，亦称五指爪法。

②四指拿法：以拇指罗纹面与示、中、环三指指面相对用力，捏住施术部位的皮肤连同筋肌，逐渐用力内收并上提、做轻重交替的持续揉捏动作。

③三指拿法：以拇指罗纹面与示、中指指面相对用力，捏住施术部位的皮肤连同筋肌，逐渐用力内收并上提，做轻重交替的持续揉捏动作。

④二指拿法：以拇指罗纹面与示指指面相对用力，捏住施术部位的皮肤连同筋肌，逐渐用力内收并上提，做轻重交替的持续揉捏动作。

要求：操作时腕部要放松，手指着力，用巧劲提拿施术部位的深层筋肌，揉捏时双手交替操作，动作要协调连贯，缓和连绵，且富有节奏感。用力由轻到重，再由重到轻，不可突然用力或间断用力。

11. 摇法

（1）定义：以患肢关节为轴心，引导肢体做被动环转运动的手法，称为摇法。主要应用于颈、腰及四肢关节。

（2）动作要领：施术者一手固定被摇关节的近端，另一手握持关节的远端，做顺时针或逆时针方向的被动摇动。摇转的幅度应由小到大，动作和缓，用力稳实。操作时要因势利导，摇动的幅度不可超越关节的生理活动范围。动作切忌粗暴生硬。

①摇颈法：患者取坐姿，颈项部放松，施术者站于其侧后方，用一手扶住其头顶后部，另一手托住其下颌部，以托住下颌部的手主动运动，双手协调配合缓慢摇转头部，使颈椎随头部摇转而产生被动摇转。顺时针、逆时针方向摇转各数次。

本法也可以采用仰卧位姿势操作，动作要领同坐势。

要求：两手协调配合、用力要稳，动作缓和，切忌粗暴蛮力；摇转幅度由小到大，不可强求。

②摇肩关节法：主要有三种。临床应用时应根据肩关节疾患的具体病情而导致的活动功能受限程度，合理选择。

握手摇肩法：又称小幅度摇肩法。患者取坐姿，肩部放松自然下垂。施术者站于其患侧方，以一手扶住其肩关节（拇指按于肩前部，余四指按于肩后部），另一手以虎口交互握住患者手部，做小幅度的缓慢摇动，使关节随之产生旋转活动。顺时针、逆时针方向摇转8～10次。

托肘摇肩法：又称中幅度摇肩法。患者取坐姿，肩部放松自然下垂，同时屈曲肘关节。施术者站于其患侧方，以一手扶住其肩关节（姿势同上），另一手托住其肘部（患者前臂放在施术者前臂上），做中等幅度的缓慢摇动，使肩关节随之产生旋转活动。顺时针、逆时针方向摇转 8～10 次。

大幅度摇肩法：患者坐位、肩部放松自然下垂。施术者站于其侧前方，以一手轻握其手腕部，另一手用掌背将其腕部缓慢向上托起。当托至 140°～160° 时，该手随即反掌握住腕部、原握腕之手改作循手臂滑移至患肩上部按住，稍停锁一下，此时按肩之手下压肩部，握腕之手向上提拉肩部，使肩关节充分伸展，随即握腕之手向后、向下摇转，使肩关节形成 360° 的环旋摇转。如此反复周而复始，两手交替协作，使患肩做连续的环转活动。相反方向摇肩时，两手操作动作相反即可。向后、向前摇肩各 5～8 次。

要求：两手动作要协调配合，连贯应手。在肩关节伸展过程中要有一个提拉、压肩动作，使肩关节在最大许可活动范围内摇转。

③摇腰法：患者端坐位，腰部放松。施术者半蹲于其身后，用一手按住其腰部一侧，另一手扶住对侧肩部，两手协调用力将腰部按前屈、侧屈、后伸的次序摇动，使腰部旋转运动。一般左右各摇转 3～5 次。

④摇髋关节法：患者取仰卧位，患肢屈膝屈髋。施术者立于患侧，用一手按住其膝部，另一手握住其足跟部或踝部，两手协同用力，使髋关节在最大活动范围内做顺时针、逆时针方向的环转摇动。一般左右各摇转 5～8 次。

⑤摇踝关节法：患者取仰卧位，下肢自然伸直，足踝部放松。施术者立于其足后侧，用一手托起其足跟，另一手握住足趾部，先做适度拔伸牵引，使踝关节松动，然后在拔伸牵引的基础上做顺时针及逆时针方向的环转摇动。一般左右各摇转 5～8 次。

⑥摇腕关节：患者手腕自然伸直，施术者一手握住患肢前臂的下端，另一手握患腕的掌指部位，先做适度拔伸牵引，使腕关节松动，然后在拔伸牵引的同时做顺时针和逆时针方向的环转摇动。一般左右各摇转 5～8 次。

12. 扳法

（1）定义：用双手向同一方向或相反方向用力，使关节瞬间受力，做被动的旋转、屈伸、内收外展运动的手法，称为扳法。

（2）动作要领如下。

①颈椎斜扳法：又称颈椎旋转复位法。患者取坐姿，颈项放松，颈前屈或后伸约 15°。施术者站于其后侧方，用一手扶住其头顶部，另一手托住其下颌部，两手协同适度用力，使头向一侧缓慢旋转，当旋转到一定幅度时（有明显阻力感），稍作停顿，随即做一个快速而有控制的扳动，此时常可听到"咯嗒"响声，随即松手。扳动幅度控制在 5°～10°。根据治疗需要，可选择单侧扳法或双侧扳法。

②胸椎对抗复位扳法：患者取坐姿，双手手指交叉扣抱于枕项后部，施术者立于其背后，用一侧膝部顶住其胸椎病变节段、两手分别从患者腋下穿过并握住其前臂下段。此时嘱患者做前俯后仰数次后，在其略前倾时，施术者握住前臂的两手用力下压，前臂同时上抬将患者上臂抬起，使患者脊柱向上牵伸、同时顶压患椎的膝部要向前向下顶压形成对抗，做瞬间用力，使胸椎得到松动。常可听到"咯嗒"响声。一般一次即可整复成功。

要求：整个动作要协调配合，膝部顶压要稳实，先做前俯后仰活动以放松肌肉，趁其不备时做对抗复位扳动。操作时，牵伸脊柱向上和顶压向下动作要同步，应用瞬间用力完成扳动。

③腰椎斜板法：患者取健侧卧位、健肢在下自然伸直，患肢在上并半屈髋屈膝放在健肢上，腰部放松。术者面对患者站于诊疗床边，以一手（或肘部）按住患者的前部，另一手（或肘部）按住其臀部，同时做反方向的缓慢用力扳动，使腰部动扭转，当旋转到一定幅度时（有明显阻力感），再做一个腰间增大幅度的扳动，此时常可听到"咯嗒"响声。根据治疗需要，可选择单侧扳法或双侧扳法。

斜扳法在临床应用时，应根据脊椎的病变节段定位，通过控制腰椎的旋转幅度来进行调节。当病变节段在上腰段时，则臀部推扳旋转幅度应大于肩部，使旋转力点作用于上腰椎；当病变节段在下腰段时，则肩部推扳旋转幅度应大于臀部，使旋转力点作用于下腰椎；当病变节段在中腰段时，则肩部和臀部推扳旋转的幅度基本相等即可。

要求：操作时，患者体位要正确，推扳动作要协调一致，掌握瞬间用力，即扳即止。根据病变节段，调整推扳旋转的幅度，使旋转力点作用于病变节段。

13. 拔伸法

（1）定义：术者将患者肢体或关节的一端定，在关节的另一端作持续牵拉，使其得到牵拉拔伸的方法，称为拔伸法。常用于颈、肩、腕（踝）、指（趾）等关节。

（2）动作要领如下。

①颈椎拔伸法：患者取坐姿、头部保持中立位，颈部放松，施术若立于其侧后方。用一肘弯部托住患者下颊部，手扶其对侧头部，另一手虎口托住其枕后部，肘部与虎口同时用力向上拔伸、牵引颈项向上。当拔伸至一定阻力时持续一定时间再缓慢放松，再行拔伸。一般拔伸牵引 3～5 次。

要求：动作要稳实，用力宜缓和，不可用蛮力突然拔伸。在拔伸至有用阻力时，可配合作颈部后仰、左右侧屈或旋转动作，有助于消除肌紧张，纠正后关节错缝。

②肩关节拔伸法：患者取坐位，患侧上肢放松，施术者立于其后外侧，以双手握住其腕部缓慢向上牵拉拔伸。当拔伸至一定阻力时持续一定时间再缓慢放松，再行拔伸。一般拔伸牵引 3～5 次。

要求：动作要稳实，用力宜缓和，不可用蛮力突然拔伸。在拔伸至有阻力时，可配合作肩关节的旋转动作，有助于消除肌紧张，松解关节粘连。

③腕关节拔伸法：患者取坐位，施术者面对患者而坐，用双手握住患侧手腕掌部，逐渐用力牵引拔伸，同时嘱患者身体略向后仰，形成对抗牵引。或施术者一手握住患者前臂下端，另一手握住其手部，两手同时用力缓慢牵拉拔伸。当拔伸至一定阻力时持续一定时间再缓慢放松，再行拔伸。一般拔伸牵引 3～5 次。

要求：动作要稳实，用力宜缓和，不可用蛮力突然拔伸。在拔伸至有阻力时，可配合做腕关节的屈伸或侧向运动，有助于松解粘连，增加关节活动度。

④指间关节拔伸法：患者与施术者均取坐位，施术者用一手握住患者腕部，另一手捏住患指指端，两手同时做相反方向牵拉拔伸。一般拔伸牵引 3～5 次

要求：同腕关节拔伸法。在拔伸过程中，可配合做指间关节的按揉及侧向运动，以滑利关节。

⑤踝关节拔伸法：患者取仰卧位，下肢放松，施术者以一手握住患者小腿下端，另

一手握住其足跖部位，两手同时做相反方向牵拉拔伸。或施术者一手握患者足跖部，另一手握其足跟部，进行牵拉拔伸。一般拔伸牵引 3～5 次。踝关节的屈伸或侧向运动，有助于松解粘连，增加关节活动度。

⑥足趾关节拔伸法：患者取仰卧位或坐位，施术者以一手握住患者足跖部，另一手捏住其足趾端，两手同时做相反方向用力拔伸数次。

要求：同指间关节拔伸法。